Seamus O'Mahony

the way we die now

現代の死に方

医療の最前線から

シェイマス・オウマハニー　著
小林政子　訳

国書刊行会

現代の死に方

——医療の最前線から

目次

序文

大方の人間にとって死は噂であり、所詮、他人事である。しかし、死はあなたが最後に「果たす」こと——あなたに起こること——であり、そこは病院か養護施設かもしれない。そのとき自分ではほとんど何も決められないだろう。臨終の際は苦しく、見苦しく、果ては、無益な処置を施されるままになるかもしれない。高齢者なら、息子や娘が一切を決めるだろう。死に予告はない。心の準備や後始末をする暇もなく忍び寄って来るかもしれない。

R・D・レイン（訳註　イギリス人医師・精神科医）の言うとおり、ましな本はほとんどない。私が読んだ死と終末に関する本のほとんどは、日頃の病院勤務で目にすることとはまったくちがう。医師や看護師はめったに死について書かない。書くのは緩和ケア専門医が多く、死について特別な視点を持ち、私とは意見がちがう。死や終末期に用いられる言葉はわざとらしく、鼻につくものである。そこでは、人は誰も「死な」ない。人は「亡くなる」か、「逝去する」か、たんに「逝く」なのである。

一般に急性期病院（訳註　急性・慢性疾患の容体悪化などで緊急・重症な状態にある患者に入院・手術・検査など高度で専門的な医療を施す病院）で働く医師は、静かな落ち着いた環境で働くホスピスの医師とは死に対する見方が異なる。だが、ホスピスよりも病院で死ぬ方が圧倒的に多い。イギリスでは毎年五十万人が死んでいる。二〇〇五年から二〇〇七年のイギリスでの死亡を調べると、病院が五八パーセント、養護施設が一六パーセント、自宅が一九パーセントで、ホスピスは五パーセントでしかない。アイルランドの統計もほぼ同様である。病院が四八パーセントで、ホスピスは四パーセントだった。私のような医師は、死の迫った患者に積極的に治療を続けるかどうか苦しい判断を迫られる。ホスピスの医師の世話になるときは、厄介な仕事の大半は終わっている。死と終末の話は改める必要がある。死は極めて重要なことであり、死の専門家だけに任せておけない。

緩和ケア専門医は異なる内容の本を書くかもしれないが、緩和ケアでの患者は、いわばかなり「一括りに」されている。私はさまざまな死を扱っている。救急救命の蘇生室での面倒な急死から、肝臓病患者が一般病棟で苦しみながらゆっくり迎える死、集中治療室（ＩＣＵ）でハイテク機器に囲まれた「デジタル」死まで実にさまざまだ。突然医療集中度が低下して全介入から隣室へ、シリンジポンプへ（モルヒネと鎮静薬を血流へ投与）、そして牧師の祈禱へ移行するのをこの目で見てきた。見苦しい死も多い。死にかかっている人間は自分の置かれた状況が受け入れられず、分からないことが非常に多いし、親族や医師は善意から事実を口にしない。

しかし、本書は医学論文ではない。私は自分の専門分野に強い関心はあるが、視野はもっと広い。

専門医ではあるが、私人として関心がある。私は多くの人たちと同様に死が恐いし、それに、どうやら医学は死を強く恐れる人たちを引きつけるようだ。西欧社会での宗教心の薄れが恐怖をいっそう強めている。そして、私には、多くの人たちと同様に、現代は社会やテクノロジーの進歩の割には、精神的貧困の時代との思いが強い。私たちは今日の利便性を得るために大きな代価を支払ってきた。

本書はやや野心的で、私自身の経験と、読書、（おそらく）独断と偏見の所産である。私はアイルランド人として生まれ、アイルランドで仕事をしているが、アイルランドでは死と終末についてはとくに書いていない。国により法律や文化は微妙に異なるが、私の言いたいことは概して先進国にあてはまる。とはいえ、ここではイギリスで問題になったスタッフォード病院事件とリバプール・ケア・パスウェイ（LCP）（訳註　一般病棟での緩和ケアプログラム）を取り上げたい。これは現代の死と終末について実に多くのことを教えてくれるからである。

私はなぜ今日の急性期病院では良い死に方ができにくくなっているのかについて説明し、総合病院とホスピスでの経験を対比してみたい。「隠された死」に至る歴史的、社会的要因を調べ、なぜ現代人は臆病で死と終末を直視できないのか調べたい――故キーラン・スウィーニー（訳註　イギリス人医師・作家）が「勇敢であることへの躊躇《ためら》い」と呼んだことだ。現代医学の多くは過剰と不正直の文化に特徴があり、この文化は終末を迎えた人間のためにならない。

クリストファー・ヒッチェンズ、スーザン・ソンタグ、ジョゼフィン・ハート、ヌーラ・オフェイロン、及び、スティーブン・ジェイ・グールドの話を通じて、今日癌で死ぬとはどういうことかを考察したい。現代医学と社会は、総じて死を意識から遠ざけようとしてきたし、少なくとも、好ましくない部分を消し去った。そのことが現代人を「死についての奇妙な空想」へ導いた。事前指示書（訳註　生前の意思表示。病状悪化の前に治療方針について意思表示する）と合法の自殺幇助によって死ぬ時期と方法を自分で決められると思い込んでいると、結局は自滅することを読者に分かってもらいたい。私は、以前は、「達観」が安らかな死に繋がると思っていたが、それだけでは不十分だと分かった。本書は慰めの本ではない。死とは苦悩でしかなく、人生の終わりだからだ。私たちはか弱く、傷つきやすい動物である。

第一章　私は何を知っているか

以前、私たち人間には死についての共通の筋書があった。フランスの大哲学者フィリップ・アリエスは、産業革命以前の数千年間のヨーロッパでの死を「従順な死（tame death）」という言葉で表した。死は恐ろしく、不意に襲ってくる共同体への脅威と考えられたが、死を迎える人も、付き添う人も、対処法を心得ていた。死は身近にあり、急に来て、周知、公然のものだった。死が「従順」でなくなった時、隠されて治療されるようになった時、拠るべき筋書がなく、道をさ迷っている。過去四半世紀における最も有名な芸術作品の一つであるダミアン・ハースト（訳註　イギリスの現代美術家）のホルマリン漬けのサメの作品は「生者の心の中の死の物理的不可能性」という簡潔な題に現れているように、現代人は死を徹底的に意識から消し去った。これはフロイトの格言の現代的解釈である。つまり「自分自身の死を想像することはまったく不可能であって、想像しようとすれば、私たちは見物人としてそこにいることに気づく」のである。

現代人は自分自身の筋書を書かされている。終末期にしばしば書かれる自分の病気についての手記やブログが人々の関心を呼ぶのは、どんな筋書かを知りたいからである。しかし、この種のものには現代の「尊厳死」への叫びにあるような、どこかわざとらしく自画自賛めいたものがある。自己愛的《ナルシシスティック》でさえある。思い起こせば、一九九〇年代半ばに私の息子たちが生まれた時、新米の親たちは、分娩や父親のオムツ替えの講習を受けて、赤ちゃんを持った初めての世代みたいだと冗談を言ったものだった。現代の死との接し方についてもそう感じることがある。現代人は思いのままに死を「演出する」最初の世代である。ブログや、手記や、新聞のコラムを書いている。ソーシャルメディアを知る若い人たちはオンラインで自分の死を演出する。そこには色んな声があり、無数の筋書が選べる。フェイスブックには故人の追悼サイトが登場し、ネット墓地と呼ばれている。だが、こういうものは「ウェル王国（Kingdom of Well）」）（訳註　仮想共同体の中で最古のインターネットコミュニティと言われている）でどのくらいの人たちに読まれているのだろう。

善意で死と終末について熱心に書き、講義する人は「安らかな死」と「尊厳死」を理想に掲げている。死の床にある人の苦痛を和らげ、無益な治療はしたくないという彼らの気持ちを私は支持する。しかし、彼らの望みは、死を現代的方法で再び馴らしたいのではないかと考えることがある。つまり、大きな恐怖を剝ぎ取り、扱いやすく、御しやすく、作業しやすくする――死が近い人の看護が陳腐でありふれた形にされた。アリエスは一九七〇年代初めに次のように記した。

少数のエリートは死を「撤退させよう」とも、人間味を持たせようとも言わない。彼らは死の必要性を認め、受け入れられるべきで恥ずべきものではないと思っている、……死と幸福の調和を望んでいる。死は、社会が一つにまとまり、何の意味もなく、苦痛や恐れがなく、究極的な恐怖すらない生物学的移行であると考え、過度に動揺しないやさしい社会から人間が安らかに、そっと、しかも厳かに出て行く出口にならなければならない。

ヘンリー・ジェイムズ（訳註　イギリスで活躍したアメリカ人作家・小説家。心理主義小説の先駆者）は死を「威厳に満ちたもの」と呼んだが、ほとんどの人間にとって死は平凡で、あっけないものである。最後は病院の新しい儀式によって威厳を奪われる。私が働く病院で死ぬ患者は、シリンジポンプ（訳註　点滴静脈注射を行う際に、利便性と安全性を高めるために使われる医療機器）で誘発される無意識状態が数日続いた後に死んでいる。人生の重大事ではつねにあることで、専門家が引き受けてきた。あの激しい神父で哲学者のイヴァン・イリイチは、死ぬことは、お節介な医者たちによって植民地化され、乗っ取られた人生の一面でもあると言った。私たちは死を専門家の手から取り戻し、死が日常の一部であることに気づいて医療をやめるか、少なくとも、過剰医療を減らす必要がある。私は、死の恐怖は魔術のように取り去れるとか、死ぬ方法と時期を執拗にコントロールすべきと言うつもりはない。死は壮大かつ神秘である。隠されてはならない。隠すことを実証済みの処置にすべきではない。

成長期に死に接する

一九七二年、アイルランド南部の都市コーク――私は十二歳だった。母はその日早朝五時か、六時に私を起こした。隣家の二十一歳の青年が自動車事故で死んだというのだ。青年の両親が身元確認を嫌がり、替わりに親しくしていた私の父が検視に立ち会った。私は両親とともに葬儀に出席した。二人の弟は家に残った。棺が開けられた。傷はあるが、きれいな顔で、葬儀屋が処置したことは私にも分かった。大人たちは泣いていた。慰めとなることは何一つなく、あるのは苦悶だけだった。青年の母親はそれから四十二年間息子を悼んでいた。最後の十年間は認知症の靄《もや》の中だった。その後も母親は五人の子供のうち更に二人を失うことになった。認知症になって良かったことは、愛する息子はまだ生きていると思い込んでいたことである。この女性は九十歳で死去した。

一九八〇年、エセックス――夏休みに、ロンドンの外れの古びた病院の老人病棟で看護助手としてアルバイトをした。病棟の職員には良い人とあまり良くない人、つまり、一生懸命働く人間と、怠け者が混在し、患者はその中で精一杯の看護を受けていた。病棟看護師はにこやかで、人を小ばかにしたようなところがある女性で、とくにきつい勤務の後でよくジントニックをくれた。医師の回診は多くなく、関心がなかった。週一回程度コンサルタントが顔を見せたが、看護師に手際よく言いくるめられて、大きな問題はないと決め込んだ。患者のほとんどは認知症の高齢者だった。私の仕事は患者を起こし、洗面と髭剃りに、食事の摂取で、果てしない仕事だった。私には良い経験だったが、両親から見ると惨めな生活だった。

認知症はさまざまな形で現れることを知った。ある人は、自分の病気について多少分かっていた。その人は、外見を繕うことに一生懸命だった。彼の時代の労働者階級の男らしく「こざっぱり」していた。頭髪に香油をつけ、細い口ひげを生やし、シルクの部屋着を着ていた。表面的には快活で、ロンドンっ子らしい明るさがあった。「むっつりはいけないよ」と言った。この人は喫煙に関係する末梢血管疾患で片足（膝下）を失っていて、転びやすかった。死にたいと言っていたが、転倒して死んだ。見舞客はいなかった。

私が担当していた別の患者は毎日同じことを繰り返した。第二次世界大戦中にイギリス軍の運転手を務め、ウィンストン・チャーチル首相や国王ジョージ六世を乗せたことがあった。その話をすると、きまって目に涙をため「イギリス国王と最も偉大なイギリス人を乗せた」と言った。

私が担当する患者の中で最古参のトムは、大戦中ソンム（フランス北部）で戦った。野戦病院で、砕かれた膝を繋ぎ合わせるのに使った銅線の跡が残っていた。唯一の楽しみは喫煙だったが、髭を剃ってもらう感触も気に入っていた。当時は病棟内で喫煙が許されていたので、タバコを巻いて、火をつけてやるのも仕事のうちだった。私はゆっくり、一匙ずつ食事を与えたが、患者はほとんど吐き出した。この仕事は介助する人間と患者の間に不思議な親近感が生まれる。彼は機嫌の良いときは私を「いいやつ」と呼んだ。そうでないときは、「くそったれ」だった。耳がやや遠かったので、意思疎通にはロンドン訛りでしゃべるのがいちばんだった。彼は生き死にには、無関心だった。愛情深い大家族がいて、よく見舞いに来て、毎日彼の話を私にした。家族は家長の末期に衝撃を受けた。夜就寝中に死んだ。私は非番だったので、早番で出勤したとき知らせを受けた。看護師は悲しそうな、多少どうでもよさそうな、諦めているような、いつもの調子で私に伝えた。火葬のとき膝の銅線が問題にならないだろうかと立ち話をしたことを思い出す。

　看護師宿舎の別館には退職した高齢の医師が妻と二人で暮らしていた。この人は長くこの病院の常勤医師として勤務し、出世の階段を昇ることはなかった。彼は私と、いっしょに来た二人の学友との雑談が好きだった。ある晩、一杯機嫌で「治る見込みのない患者」に大量のモルヒネを注射して死なせたと得意そうに話した。「哀れなやつらにはいちばんいい」と言った。ハロルド・シップマン（訳註　イギリス人医師、連続殺人犯）もモルヒネで患者を殺したが、モルヒネがとくに殺人に効果があるとはいえない。スイスのディグニタス・クリニック（訳註　自殺幇助の団体）は人を殺す方法を一つや二つ心得ているが、モルヒネは使わない。

　一九八四年、コーク――私は上級研修医で、その日は総合医療で待機中《オンコール》だった。交換手が末の弟の自宅からの電話を繋いでくれた。七十一歳の父が、犬の散歩中に倒れたのだ。弟は救急車を呼んだ。私は一切を放り出して、車で近い自宅へ戻った。家に着いたとき、ちょうど救急車が出るところだった。父は救命救急の蘇生室へ連れていかれた。私は入口のそばで処置を見ていた。呼吸は止まっていた。気道に管を通し、若い医師たちが心臓マッサージを始めた。効果はなかった。私がやめるよう指示すると、喜んでやめた。弟が電話をして来なかったら、私はこの心停止チームの一人で、誰の処置か知らないまま蘇生室に走っていただろう。

若すぎる急死は、私が育ったR地区（二、三軒上）の路上でよくあった。四十歳の男性が倒れ、妻と子供六人が後に残された。S地区（二軒下）では六十歳の男性が心臓マヒで倒れ、子供五人が残された。D地区（三軒上）では五十歳の男性が大動脈瘤破裂で倒れ、救急搬送中に死亡した。私の母はまだ独りで暮らしている。隣近所の家々は未亡人ばかりだ。

職業人として死と対面

私は三十年以上も大急性期病院で働いてきた。現代の病院で死ぬということには、医療介入の失敗という労働災害のような側面が存在する。医学生だった頃、終末期患者の治療はごく短期間だが隠されていた——死は「マイナスの結果」だからだ。私たち医療従事者は、自然を制御できると錯覚し、どんな病気でも治せる可能性があると信じてきた。だが、死はどこにでもある——病棟にも、蘇生室にも、死体安置所にもある。

当時、臓器保存問題が起こる前は、病院で死んだ人の全員ではないが、多くの検死が行われていた。私の学生時代には最低二十回の検死が必須だった。そこはびっくりするほど賑やかな場で、おおぜいの学生たちが押し合いへし合いしながら、病理学者の冗談に無理して笑ったりしていた。死因を突き止めるための解剖には言葉を失うほどぞっとし、それを実際に見たら、どの家族も解剖に同意しないだろうとその時は思った。両肺と、上気道、舌がそっくり取り出された。ドリルで頭蓋骨に穴を開けて脳を取り出すのを見た。赤ちゃんの死体、高齢女性の死体、若い自殺者の死体も見た。出席数が不足して年度末までに最低限の二十回に達しない恐れが出て来た。私は病理学の研修医と仲が良く、週末毎に検死に出席させてもらえたので、ときには一度の出席で複数回の検死に臨んだ。

解剖室に何度も出入りしているうちにショックが薄れてくることも付け加えておきたい。一回目のときは確かにホルマリンの強烈な臭いや、とても人体とは思えない青白い遺体にたまらず気分が悪くなった。二年間の解剖室の体験に価値があったとは思えず、公共心旺盛な人たちがこれだけのことに自らの遺体を提供してきたことに罪悪感を覚える。

医師になって三年目までは、夜間と週末の待機中にきまって心停止チームの一員になった。この経験を通じて私は死をありのままに見つめることになった。心肺機能蘇生は当時（も今も）成功の確率が非常に低かったからだ。死んでしまった人に酸素マスクをあてて、心臓マッサージをする場合が多く、見せかけのために呼び出されただけだった。看護師も分かっていた。看護師は真夜中に患者が死んでいるのを発見し、心停止チームを呼び出して、息が止まったとたんに出来る限りの措置を取ったという印象を家族に与えた。病院の最上階からコンクリートの地面に飛び降り自殺した患者を扱ったときは最悪だった。遺体は手の施しようがないほど崩れていた。

死に際の、まだ意識のある人の真の恐怖に釘付けになったことは一度だけではない。一人は私の記憶にいつまでも残っている。一九九〇年代半ばのことで、場所はヨークシャーのブラッドフォード王立病院で、土曜日の午後だった。総合診療の上級研修医だった私は、待機中に心疾患集中治療室の患者を診るよう呼び出された。患者は五十代半ばの男性で、心筋梗塞で収容された。胸に激痛と呼吸困難があった。モルヒネを注射したが効き目がなく、口を大きく開いて恐怖に歪んだ表情を私に向けた。心底怯えた表情だった。心臓の鼓動が停止し、蘇生できなかった。患者は死に、意識のある最後の瞬間は苦痛だった。体液と恐怖の中で溺れながら息をしようと喘いでいた。臨終の現場は、刺し傷だらけで動脈や静脈から血がにじみ出た青白い遺体の周りに注射器が散乱し、血の染みついたシーツがあり、無言の治療チームがいるのが普通の光景だった。

私の脳裏を離れない人間がもう一人いる。四十代で、突然喘息を再発して入院した。患者は突如呼吸できなくなり、心停止チーム（私は最年少だった）が呼び出された。病棟に駆けつけたとき、患者の顔色は青ざめ、喘いでいた。原因が分からなかった。酸素吸入したが改善せず、完全に息が止まった。チームの最年長の研修医が挿管しようとして気道ではなく食道に通してしまったため、激しい嘔吐が起きた。麻酔科の研修医が到着したときにはもう手の施しようがなかった。検視の結果は緊張性気胸だった。突然肺の機能が衰えたのである。誰もそれに考えが至らなかった。気胸は治療が可能で――比較的楽に――胸腔に排液管《ドレーン》を通せばよかったのだ。
だが、人生は続く。自宅でワインを少々飲んだだけで、また明日へ、次の恐怖へ向かって動き出す。医師は、兵士や警察官とはちがって、目にした恐怖の影響をめったに受けず、心的外傷後ストレス障害とは無縁だと思われている。

むなしいチューブ

この免疫性は、一つに、医師は毎日のように死と臨終を目にしても、そのことをあまり考えないということもあるだろう。私の場合には、そうなった理由の一つは経皮内視鏡的胃ろう造設術（PEG、以下胃ろう）という処置だった。私の専門は消化器で、内視鏡手術をやることが多い。胃ろうは内視鏡手術の一つで、私が初めて行ったのは一九九〇年代の初めだった。腹壁に栄養チューブを通して、口や食道を経ずに直接胃へ送る。普通は食べたり、飲み込んだりできない患者にチューブを挿入する。高齢者か、衰弱した患者がほとんどである。

一九八〇年代にアメリカ人のジェフリー・ポンスキーとマイケル・ゴーダラーの二人がこれを考案し、最初は主に重度の神経障害のある子供に使われた。私はしばらくこの方法を採用してきたが、ほとんどの患者に効果がなく、有害かもしれないことが次第に分かってきた。認知症患者の場合、延命の効果はなく、栄養状態の改善、あるいは苦痛の軽減もないという研究結果が出たにもかかわらず、多くの患者に使われていた。身体の自由を奪う重度の脳卒中で倒れ回復の見込みのない患者は、気の毒ながら胃ろうで生命を維持していた。イギリスとアメリカでは、植物状態になった人に胃ろうで栄養を与えることについて、長く複雑な法律論争があった。一九八九年のヒルズボロ事件（訳註　サッカー場の群集事故）で脳に重度の障害を負ったトニー・ブランドと、一九九〇年に自宅で心臓発作を起こし、蘇生後に重度の脳障害が残ったテリ・シャイボである。

二〇〇二年に、私はアトランタでアメリカ消化器病学会の年次総会に出席する機会があった。世界中から一万五千人も参加し、人を呑み込むような雰囲気があった。内視鏡検査に関する全体会合の最後にジェフリー・ポンスキーが登場し、その貢献に対する受賞があった。賞が手渡される前、功績者についての短編映画の紹介があり、ポンスキーは乗馬とカントリー音楽が大好きで、一九六〇年代に胃ろうの可能性を思いつき、義母が彼に内視鏡の購入費用を貸してあげたそうだ。大講堂の席で、私は、ジェフリー・ポンスキーの共同発明は、純粋な人類への恩恵ではないと思った。

時間が経つにつれて、患者に栄養チューブを挿入することを躊躇うようになり、家族や善意の医師仲間を思いとどまらせることに時間とエネルギーを費やした。その結果、これで栄養を与えるのは患者にとって必要というよりは、家族と医師の複雑な感情的――経済的にも――必要を満たすためだという厄介な結論に行き着いた。胃ろうは、たいてい実存的問題に対する技術的な特効薬であった。

もちろん、このことは無視されるか、積極的に否定された。たとえば、高齢者に一口一口食べさせるという、手間と時間とお金（労働力）のかかる方法よりもはるかに楽だ。胃ろうは衰弱した終末期の高齢者の食事問題の解決に魅力的に見えるが、誤嚥性肺炎《ごえんせいはいえん》や、下痢、チューブからの漏れ、感染症などの慢性的問題の他にも、方法そのものの危険が大きい。さらに重要な点は、食べるという人間のごく普通の行動を医療介入に任せ、その単純な楽しみを患者から奪ってしまうことだ。私は、終末期患者に胃ろうをしようとの他の医師たちからの圧力に積極的に反対し、それに成功した。この処置は、私には、死の医療化（訳註　医療問題でなかったことが現代医療の問題として取り扱われ、治療の対象となっていくことを指す）及び、現代医学の力が最も必要な立場の人に人間らしい治療が行えないことの象徴になった。

数年前、私は、神経科医から、進行した運動ニューロン疾患（筋委縮性側索硬化症など）で、ものを飲み込めない女性にチューブを挿入してほしいと依頼された。患者本人はこの処置の選択を躊躇っていたが、患者の夫が強く要望した。夫は患者とコンサルタントの両方と揉めて、患者がチューブ挿入のために病棟から出て来たときは、内視鏡検査ユニットの外をうろついていた。夫は、妻には治療法を決められないと主張し、チューブの挿入が終わるまで帰らないとがんばった。私は気が進まず、患者が「やりたくない」と言ったのに――恥を忍んで――手術した。私が初めてこの種のチューブ挿入をしたのは一九九〇年代初めであり、認知症の男性だった。手術は簡単で、複雑なところはないように見えたが、翌日、男性の体調が急変し、腹部の激痛と発熱があった。明らかに腹膜炎を起こしていて、通常は腹部臓器に穴が開いたことを意味する。待機の外科医は、患者がかなり衰弱しているので手術をすれば死ぬだろうとして手術を拒んだ。そこで、抗生物質と静脈内輸液（点滴）という〈保存的〉処置を取ったが、翌日死亡した（〈 〉は筆者による）。この男性は医療処置後に死んだため検視が行われることになり、私は検視審議団に証拠提出を求められた。偉い法医病理学者が検視の所見を説明した。チューブの先（基部）があるべき位置――胃内腔――になく、胃の外側の腹内腔にあった。処置が終わって「基部」が胃の中にあることを確かめたときは、確かにそこにあった。この認知症の高齢患者は、知らずに胃から「基部」を引き出し、それが腹部に残っていたというのが最もあり得る解釈だった。看護師がそれに気づかなかったので、液状の栄養は腹腔に入った。私は度々この男性のことを考える。今ならば決してこの処置をしなかっただろう。

私は最近、かなり前に死亡した患者の四人の姉妹から受け取った感謝の手紙を見つけた。イギリスのロンドンで働いていた当時、五十代後半の患者で、施設で長年介護を受けていた。この女性には軽度の知的障害を伴う脳性小児まひと、糖尿病、再発性胸部感染症など複数の障害があった。女性に初めて会ったのはそれより数年前で、胃ろうについて相談を受けた時だった。女性は看護師、栄養士、言語聴覚療法士他の介護者に付き添われて私の診療所へやって来た。言語聴覚療法士は女性の嚥下《えんげ》能力《のうりょく》について詳しく説明し「重度の嚥下障害」で息がつまる危険性が高く、食べたものが肺に入って肺炎を起こす危険があるので胃ろうが望ましいと言った。私は、チューブの挿入は問題解決より誤嚥性肺炎のリスクを高めるという研究結果が数々あることを忍耐強く説明した。一行は露骨に不快な面持ちで診療所を後にした。

数日後、女性の妹から電話があった。嫌な予感がしたが、電話の主の女性は看護師長で、私の判断が正しいことを伝えたかったそうだ。しかし、家族は養護施設の職員から強いプレッシャーを受けていた。患者本人も手術を希望していなかった。確かに嚥下力は弱かったが、食べることや食事の時間の楽しさを知っていた。数年前に慕っていた母親が死んでからは、次第に生きる意欲を失っていた。私は施設の看護師の気持ちをなだめるために、女性を一週間入院させたところ、摂食は十分に必要を満たしていることが分かった。患者は手術をせずに施設へ戻った。それから数年、女性は胸部感染症で入退院を繰り返した後に、感染症で死亡した。この話をしたのは、いろいろな意味で、異例だからである。急性期病院では穏やかな尊厳死を遂げにくい。なるべく医療介入しない私のやり方を歓迎しない家族もいる。同じような状況で私を安楽死未遂と非難した家族もいた。


私の専門は消化器だが、総合診療もかなりやっている。総合診療では、専門医としてやりたくないことも引き受けている。そういう患者は虚弱な高齢者で、複数の病気を抱えている場合がほとんどである。認知症の人が多い。消化器専門医としては、こういう患者を診ても仕方がないと考えたことも正直あった。終末期の患者が多く、医療に際して死と終末について考えざるを得なかった。

重症の入院患者の大多数は、主にアルコールに起因する肝硬変を病む患者である。イギリスに十四年間滞在した後、アイルランドへ帰って最初のクリスマスに患者の死に直面した。二十七歳の青年で、アルコール性肝疾患だった。それ以後、同じような死亡例に何度もあった。アイルランドはヨーロッパのアルコール消費量で最下位からトップに踊り出たからだ。肝硬変の患者の死亡率は癌患者よりも高く、肝疾患による死亡はとくに痛ましい。患者は概ね若く（三十代から四十代）、肝移植には向かないことが多い。

数年前、日曜日の午後に外科研修医から病院へ呼び出された。私は待機ではなかったが、肝硬変の患者の処置について協力を求められた。患者は食道静脈瘤（肝硬変が原因で食道にできる）で大量出血を起こしていた。妻が留守だったので、私は十歳の息子を車に乗せて病院へ駆けつけた。息子を自分のオフィスに残して手術室へ入った。長くはいられないからと告げた。患者は四十代で、症状は思わしくなかった。黄疸で、ひどい浮腫が見られた。内視鏡で出血箇所を突き止めたところ（治療したかった）、思ったとおり患者は食道静脈瘤だった。出血がとまらず、二時間以上患者を救おうともがいたが、できなかった。その間、息子は部屋に閉じ込められたままで、置き去りにされたのではないかと思ったそうだ。私は疲労困憊し、血だらけのまま息子を家に連れて帰った。途中で息子に何をしていたかを説明した。息子はその時、その場で絶対に医師にはならないと決心した。

私は比較的若年層の肝臓病患者の死を数多く見て来た。しかし、患者の両親や家族は、現代医学ならだめになった内臓を治せるとか、治せない場合でも移植があると考えがちなので死のことが話に上らない。肝硬変の予後は癌よりも厳しいのだが、癌患者には提供される緩和ケアが受けにくい。患者は長い入院・加療後に死亡し、医療技術は辛い結末へ追いやる。

告知

毎日の仕事柄、癌治療について考えることになる。大腸、食道、胃、膵臓、肝臓などのいろいろな癌を定期的に診断している。私の主な役目は診断だが、膵臓癌や胆管癌で黄疸のある患者へのステント挿入などの治療も行っている。だが、最も難しい仕事は、告知である。この仕事は、癌専門医（腫瘍学）が患者を診る前に、よく私に降りて来る。予め患者に腫瘍学とは何か、なぜ腫瘍専門医に会う必要があるかを伝えないで、直接腫瘍専門医に会わせるのは公正を欠く。

現代医学の好ましくない神話の一つに、「伝え方が上手な」医師と好感を与える態度なら、悪い知らせ（告知）を不思議なことに何か好ましいものに変えられる、つまり、メアリー・ポピンズのように、さじ加減できると考えることがある。医学研修生は現在、「悪い知らせの伝え方」講座に出席している。「悪い知らせ」をどうにかうまく伝えようというのは、人間が避けられない恐れ——主に、死——のイメージを、何らかの成長の形に変えたいということの前兆である。患者と家族は「旅の途上」にあると言われ、終末を迎えた人間の情動反応（否認、怒り、取引、抑うつ、受容の五段階）に関するエリザベス・キューブラー＝ロスのかなり憶測に近い考えが科学的事実であるかのようによく引き合いに出される。人間は差し迫った死に対してあらゆる反応をするという説だが、キューブラー＝ロスの五段階の反応を見せた人がいた記憶は私にはない。死の脅威と恐怖は、講座でも、ありふれた文句でも馴れるということはない。死は、人生の何ものによっても扱いやすい大きさには加工処理できない。死はつねに主権者であり、主導権を握っている。

身代わりに鞭打たれる少年

終末期患者の家族の感情は複雑である。治療に当たる医師は患者の家族と次第に対立するようになり、私も意味のない辛い闘いに何年も耐えたことがあった。だいぶ前に国民保健サービス（NHS）で働いていたとき、認知症の高齢女性が私の治療を受けるために入院した。入院時に誤嚥性肺炎を起こしていて、胃ろうが原因とみられた。別の病院で、家族の強い求めに応じて処置していたのである。症状が悪化した際、私は、ＩＣＵ（集中治療室）は気管内挿管（呼吸用の管を挿入）や人工呼吸などをするところで、重度の認知症の高齢者には適当ではないと患者の家族への説得に努めた。しかし、次の週末、私が当直でないときに、研修医が家族に医療強化を求められ、患者はＩＣＵへ移送された。患者は一般病棟からＩＣＵへ移され、管を通して人工呼吸されていたが、奇跡的に、まだ生きていた。月曜日に私はＩＣＵのコンサルタントと一緒に家族に会い、一時間以上話し合った。私たちは、再び、お母さんには集中治療は必要ないことを説得した。娘さんの一人は怒って私たちを安楽死未遂と非難した。もう一人の娘さんは、母親を私立病院へ移して「適切な」治療を受けさせると言った。会合は役立つどころか、とげとげしいもので終わった。コンサルタントは一歩も引かず、症状が悪化したとき、ICUは彼女を受け入れないだろうと言った。

高齢女性は一般病棟に戻され、入院は数カ月に及んだ。その間、私は弁護士や病院の危機管理担当者と連絡をとり合いながら、家族と何度も話し合いの場を持った。家族と病棟のスタッフとの関係は次第に緊張が高まった。娘さんたちは看護師や若い医師たちに反抗的で、母親の点滴を止めようとしたこともあった。家族の一人は薬のカルテに、どんな状況でもモルヒネを与えてはいけないと書き込んだ。状況が悪化して、病院の臨床部長が会合を開き、患者を被後見人とし、病院は今後家族に応える責任はないことにした。この法的手続きが進行中に、容体が急変して患者は死亡した。この女性の死までの経過は、何とも滑稽で表現しづらい。家族には心肺蘇生を行わないと明言してあったが、臨終の際に、二人の娘はぎこちない心臓マッサージと口移し人工呼吸法を試みていた。

ほぼ同時期にアルコール性肝硬変が原因の肝疾患の四十代の女性が入院して、私が受け持つことになったが、私はこの患者の妹弟とも同じような見苦しく、苦々しい対立を耐え忍ぶことになった。この患者は六カ月間、苦痛と合併症を繰り返した末に亡くなった。肝臓移植の対象ではなかったが、家族に納得してもらえなかった。患者の妹が私を非難するためだけに医師（肝臓移植専門医）を動かしてセカンドオピニオンを求め、提出された。私はサードオピニオンを要求し、それは私の判断ともセカンドオピニオンとも一致した。再度、弁護士と病院の危機管理担当者との間で何度も書簡が交わされた。

患者の妹は弁護士として成功した人で、いつも夜間に病棟を訪れ、血液検査のやり直しを要求した――理由がはっきりせず、臨床上意味のないことであればあるほど、女性は騒ぎ立てた。看護師と若い医師たちはこの女性を怖がった。私は繰り返し面会してなだめようとしたが、何度か会っているうちに、どうしようもないことが分かった。週末のある日、女性が病棟で大騒動を起こしたので、彼女との話し合いを一切拒否して、弟と話すことにした。残念ながら、弟も姉の言うなりだった。私は患者の妹とのいざこざについて患者本人に何もかも打ち明けようとしたが、相変わらず何もかも妹に委ねていた。私は緩和ケアを受けるように説得したが無駄だった。患者は刺々しい空気の中で六カ月以上も苦しみながらゆっくり死んで行った。

患者の死後まもなく、患者の弟は最終的に離反したが、この弟から複雑なファミリー・ダイナミック（訳註　「全体としての家族」を診断・治療の一単位として考え、家族の機能や問題点の解明を重視すること）について学んだ。患者は独身で、老いた母親が病気になった際に仕事を辞め、自活できなくなった。数年間母親を世話し、母親が死んだ時に、仕事も目的もなく一人残された。心の隙間を埋めたのはアルコールだった。気難しい妹の方は結婚して仕事も順調だったので、なんとなく後ろめたさを感じ、それを医師や看護師との争いに転じたようだった。

二つの死

私の高齢の伯父は誰からも慕われる神父だったが、二〇一二年はずっと体調が悪かった。体調悪化は軽度脳卒中から始まっていた。脳卒中で身体のバランスが崩れ、退院が許される前に自宅へ帰りたがった。自宅へ戻ってから数日後、キッチンで転んで腰を骨折した。その晩私が救急室へ行くと、激痛を訴える伯父の姿があった。伯父には肺気腫と心臓疾患があったので、外科医は骨折の処置を見合わせて態勢を整えたかった。骨折の手術は行われたが、腸閉塞を起こして二回目の手術を行った。入院は数カ月に及んだ。食欲は衰え、ものを食べると咳き込むようになった。衰弱し、体重が減少した。案の定、言語聴覚療法士は胃ろうを勧めたが、伯父は断った。教区からおおぜいが見舞いに訪れたが、度々で疲れてしまった。帰ってもらわざるを得ないことが何度もあった。

回復して自宅に戻るのは無理と分かったので、修道女が経営する養護施設を探した。今では、じっとしていても息切れがし、歩行器の助けを借りても数歩と歩けなかった。訪問客は途絶えず、施設の礼拝堂で毎日ミサを執り行ったそうだ。姪や甥たちが代わる代わる伯父を外へ連れ出したが、それも疲れてだんだんできなくなった。私の母の八十歳の誕生日祝いに私の家へ来たのが最後の外出になった。伯父の親族を全員招いた。伯父は私たち全員の洗礼と結婚を施した。伯父と過ごすのはこれが最後と思っていた。十二月に伯父は九十歳になったが、お祝いは断った。二〇一三年二月下旬に肺炎を起こして再入院した。肺炎と闘う力は残っておらず、一週間後に死亡した。

二〇一二年は義父が骨に軟骨肉腫という悪性腫瘍ができたという知らせで終わった。義父は七十四歳で、それまでは頗る《すこぶ》元気だった。痩せ型で、ゴルフを週七回し、タバコは吸わなかった。しばらく左の太ももの痛みを訴えていた。私に電話で尋ねて来たので、総合診療でエックス線を撮ってもらうように勧めた。大腿骨の骨幹に異常があった。悪い結果だった。それからは速かった。地元スコットランド南西部のダンフリースの病院に入院し、CTスキャンで骨に大きな腫瘍が見つかった。整形外科医はグラスゴーの骨癌専門医の治療を受ける手配をした。その間は自宅に戻り、鎮痛薬で痛みを緩和した。激痛だった。二、三日後に救急車でグラスゴーへ搬送された。太腿の激痛で入院した。病院では鎮痛薬の服用で腎機能に障害が出ていること、また、大腿骨が腫瘍箇所で砕けていること（病的骨折）が判明したが、これは予後がよくない印だった。

手術前に両肺への転移が疑われたが、大手術が行われた。大腿骨のほぼ全部を切除して金属棒を入れた。回復は思わしくなかった。病理分析の結果、悪性度の高い腫瘍であることが判明した。私は手術の担当医に電話した。礼儀正しく、慎重だったが、予後に希望が持てないことははっきりした。義父はダンフリースの病院へ戻り、立てるように理学療法とリハビリを受けることになった。クリスマスに退院を許可された。救急車で自宅へ戻ったときの嬉しさといったらなかった。

一カ月後にグラスゴーで腫瘍専門医の診断を受け、化学療法と放射線治療は効果が望めないと言われた。自宅へ戻ってから果敢に運動と理学療法を続けたが、松葉杖は外せなかった。太腿の痛みは徐々に増していった。通常の術後の腫れであり、良くなると告げられた。数カ月間腫れと痛みに耐えていたが、CTスキャンで、大きな血の塊と局所の再発が認められた。間もなく、別のCTスキャンで両肺に腫瘍が発見された。それからは、当然だが、運動をやめた。

良い死、悪い死

昨今「良い死」という言葉はいい加減に扱われているようだ。では、理想的な死とはどういうものか。もちろん、苦痛はないほうがいいに決まっている。ほとんどの人は自宅で、家族に囲まれて穏やかに最後を迎えることを望んでいる。現代文化は理想的な死を〈パーソナルグロース〉（成長）と捉えている。つまり、心の出来事なのである。臨終に付き添う人たちは恵まれているのである。「良い死」では、死を迎えた人とその家族や友人は緊迫感をじかに認める。死は「終結」の機会でもあって、争いごとや未完成の仕事は決着する。

したがって、理想的な死について現代の一致した意見はこうなる。年齢は百歳、仕事も私生活も充実し、これまで風邪以外に病気をしたことがなかったが、今は病気である。病気でも知力は確かで、意思疎通もでき、食べる楽しみは衰えていない。この病気はその時（死）を正確に把握できる。あなたは家族や友人を集め、人生がどれほど素晴らしかったか、どれほど皆を愛していたかを告げる。財産や事業利益を処理する。信仰心があれば、最後の宗教的儀式を受けて神と和解する。長い人生で得た知恵を引き出して伝えることができる。最後の美味しい食事をとり、手を上げて「さようなら」を言う。目を閉じた瞬間に死ぬ。家族や友人は臨終を深く嘆き悲しみつつ、力強い霊的体験をしている。あなたの人生と教訓は彼らの人生を豊かにした。葬儀は喜びと復活の機会であり、おおぜいが参列した。あなたは後に残した人たちの記憶の中に永遠に生き続ける。

もちろん現実の死はまったく違う。長い慢性病の末に死ぬかもしれない。慢性病は知力と意思疎通の力を奪うかもしれない。つまり、死ぬことは身体ばかりか、しばしば精神もばらばらにする。普段どおり動くこと（食事、着替え、トイレ）にも介助が必要になるだろう。こうした死はたいてい総合病院や養護施設で起こる。自宅の可能性は少なく、ホスピスの可能性はさらに低いだろう。知らない人間に囲まれる。長い衰弱の後に死は突然訪れる。死ぬ瞬間は本人には分からないので、家族や友人に別れを告げる機会はないかもしれない。死が近くなると数日はシリンジポンプの点滴で鎮痛剤を与えられて苦痛はなく、意識もないだろう。死が近いことを悟る前からシリンジポンプに繋がれている。食べる、飲むという楽しみも、他のすべての楽しみとともに遠い記憶になるだろう。動物が死ぬときのように、終末に向けて人々から遠ざかり、太古の昔から人間が死ぬときにしたように、壁を向くだろう。

第二章　隠された死

一九六〇年代、欧米の文明批評家は、人はいかにして死を小声で話し、隠し、否定するようになったのかについて論じ始めた。これには多くの理由がある。それは、医学の急速な進歩、工業化、伝統的共同体を束ねてきた人間相互の絆の緩み、宗教心の減退である。死のタブー視と並んで、現代の病院での死が以前よりも専門的になり、「威厳のないもの」になったことに気づいている。とくに四人——人類学者二人、社会哲学者、そして歴史学者——がこの現象について書いている。四人、すなわち、フィリップ・アリエス（フランス人歴史学者）、ジェフリー・ゴーラー（イギリス人社会人類学者）、アーネスト・ベッカー（ユダヤ系アメリカ人文化人類学者）イヴァン・イリイチ（オーストリア人社会哲学者）らは全員、基本的に一人で活動する人間である。四人の背景と、表現方法、影響力はかなり異なるが、全員が全員、二十世紀において、人間と死との関わりの深いところで何かが進行していると結論づけている。

フィリップ・アリエス――従順な死、隠された死

フランス人歴史家フィリップ・アリエス（一九一四～八四年）はたいしたものだ。彼はそのつむじ曲がりな気質と情熱に支えられ、妻の協力だけで巨大な〈オペラ〉の完成に何年も苦労を重ねた。アリエスはオルレアンの南西ロワール渓谷のブロワで、熱心なカトリック教徒の保守的な家に生まれた。グルノーブル大学を首席で卒業後、ソルボンヌ大学大学院で歴史を専攻したが、学究生活に幻滅して学位を諦め、歴史家としての道を歩み始めた。別の仕事（熱帯フルーツ販売業）で生計を立てながら研究を続けた。彼の自叙伝にはそれにぴったりの『日曜歴史家（*Un Historien du dimanche*）』（一九八〇年、みすず書房より邦訳）という題がついている。

アリエスは学生時代に、大戦や政治的事件が主要関心事の、型どおりの歴史の叙述がおもしろくなかった。彼は「社会」や「文化」に関する歴史家になり、庶民の目線で歴史を書いた。最初の業績は『（子供の）誕生　アンシャンレジーム期の子供と家族生活（*L'Enfant et la vie familiales sous l'ancien régime*）』（一九六〇年、みすず書房より邦訳）だった。アリエスは「中世社会には子供時代という概念はなかった」と主張して議論を呼んだ。歴史学者、とくにジェフリー・エルトンはこれを一蹴したが、彼はそれで余計にやる気になった。彼の叙述は独断的で、話があちこちに飛び、推論や議論が多い

ので、学会は反発し、そのことで注目を浴びた。

アリエスは十五年もの歳月をかけて、死と終末に関する記念碑的な歴史書『死を前にした男（*L'Homme devant la mort*）』（一九七七年、みすず書房より邦訳）を書き上げた。これは、過去千年間における西欧社会の死と葬儀や服喪の儀式を詳述した本である。長編であり、十七世紀フランスの遺言の検認のような難解な話が事細かに書かれていて、ところどころ退屈な部分もある。アリエスは、産業革命前のヨーロッパでは、死が受容と忌避の欠如でどんな特徴があったかを明らかにした。彼はこれを「従順な死（tame death）」と呼んだ。公共性と開放性が死を「おとなしい」ものにした。従順な死は「無頓着、放念、親密さ、プライバシーの欠如」に特徴がある。病気になってから死ぬまでは、普通は短い。アリエスは神父で作家のギヨーム・プジェの伝記を引用しているが、プジェは農村の高齢者である母親の死について次のように語っている。

一八七四年夏、母はコレラに罹った。五日目に村の神父を呼んでほしいと言い、神父が訪れて臨終の秘蹟《ひせき》を行うと言った。私は「神父様、まだ早いです。その時が来ればお知らせします」と応じた。二日後「神父様に塗油式をお願いしたいと伝えてくれ」と頼んだ。

これは典型的な「従順な死」である。速やかで、受容され、親近感がある——医者より神父の存在のほうが重要であった。最も重要なのは死にかかっている婦人から神父まで、各自が自分の役割を心得ていたことだった。アリエスは死が「隠されたもの」になった歴史的、社会的流れを明らかにした。それは工業化とその結果としての田舎から都市への飛躍、それに啓蒙思想とともに始まった宗教心の喪失、医学の発達、病院の増加、そして葬儀産業の誕生である。

信じられないようだが、今日まで、人類は歴史上知られる限り、死を恐れなかった。もちろん死ぬことは恐い。死ぬことは悲しいが、心静かに悲しいと言った。これが重要な点だ。不安は敷居を越えて入って来ることはなく、話せず、意思を表せない人にまでは届かなかった。不安は慰めの言葉に換えられて一家の儀式へ運ばれた。人々は死にゆく人に気を配った。死は深刻で軽々しく扱えない事柄であり、重々しく、畏怖の念を起させる劇的な人生の瞬間だが、目から遠ざけたい、逃げたい、無いかのように行動したい、あるいは、外見を偽りたくなるほどの畏怖ではなかった。

従順であれば「死は個人の劇的事件ではなく、共同体の試練だった」。共同体は儀式で死を従順にした。

死の儀式化は、自然に対する人間の総合戦略の特別な一面であり、禁止と譲歩の戦略である。これは、なぜ死が自然の恣《ほしいまま》にならず、儀式にはめ込まれて、見るものに変えられたか、さらに死が孤独な冒険にはなり得ず、全共同体を巻き込む公共の事象になったかの理由でもある。

しかし、儀式は死を従順にするためだけにあるとアリエスは言う。「死は馴らされ、盲目的な自然の猛威をはぎ取られて儀式化されるかもしれないが、自然現象としては体験されない。死がつねに不幸（mal-heur）であることは変わらない」。

アリエスは、工業化以前はいかに儀式的行事が文化の中心を占め、人生の危機に際して人々を導いたかを示した。「昔は、すべてに決まり事があった。ふつうは表に出さない感情を他人に明かすときの決まり事、女性に言い寄る際の決まり事、出生、臨終、遺族への慰めなどの場合の決まり事があった。こういう慣例はもうない。十九世紀末から二十世紀の間になくなった」。決まり事のほとんどは、歴史が長く組織としてまとまった宗教団体が決めた。中世では『ars moriendi《アルス・モリエンディ》』（訳註　中世末期の西欧社会で普及した小冊子で「死亡術」または「往生術」の意）が流行し、死に対する心の準備を指南した。私たちが信仰を（少なくとも、ありがたがるのを）やめた時、私たちは方向性を失い、儀式を信頼できず、筋書のない自分を発見した。

私たちの先祖は、死を来世への移行であると受け取った。中世ヨーロッパに生きた人々は天国と地獄だけなく、煉獄《れんごく》（訳註　カトリックの教義で、この世の命の終わりと天国の間にあって、死者の魂が浄めを受けるために赴くところ）や辺獄《リンボ》（訳註　洗礼を受けなかった幼児や、キリスト降誕以前に死んだ善人の霊魂が住むところとされている）も心底信じていたらしい（二〇〇七年の教皇教令で廃止）。キリスト教信者は煉獄での時間を制限するために、金銭で大赦を買う、巡礼の旅に出る、富豪ならば教会や修道院へ寄進するなど何でもやった。

アリエスは二十世紀末の殺伐とした死の風景を描いた。「それ（死）は私たちの文化から消え、想像することも、理解することもできない。死が身近にありながら矮小化・鈍化された昔の受け止め方は現代とは大きくかけ離れており、私たちは恐くて死を口にできない」。

社会も家族も死にかかっている人間に対する責任を放棄し「健康と病気の秘密を知り、誰よりも対処法を心得た科学で奇跡を起こす人にその責任をかぶせた」。しかし「科学で奇跡を起こす人」は終末期の現実に対応する準備ができていない。アリエスは伝統的な服喪の儀式が二十世紀中にどのように消えていったかについてを思い巡らした。「……共同体がその一員の死にだんだんかかわりたがらなくなった……伝統的な意味での共同体はもう存在しない。ばらばらな個人の巨大な集合体に取って代わられてしまった」。

アリエスは思いやりのあるホスピスの活動や、既述のエリザベス・キューブラー＝ロスの労を認めるが、死が「再び馴らされる」ことについては懐疑的である。アリエスは、ホスピス運動の草創期だった一九七〇年代半ばに本を著し、ホスピスは家族と共同体の義務であるべきものを引き継ぐだろうと予言した。彼はシリンジポンプについても臨終の際に最後の別れの機会を奪うとして否定的だった。「……患者は、とくに臨終のときは、鎮静薬で動けなくなっている……」と言った。

アリエスは復古主義的思想家であり、共同体と、家族、宗教が支配する工業化以前の理想的な生活を振り返り、現代ヨーロッパの個人主義と、利己主義《エゴイズム》、核家族化を嘆いた。彼は共同体と儀式の重要性を擁護した。しかし、私は、アリエスが語る中世の死は、彼が見るとおりの苦痛のない、楽な死であるとは思えない。十六世紀フランスの哲学者モンテーニュ（第八章参照）の死は「従順な死」の典型だろうか。確かに、公共性があり、皆に知られ、儀式が執り行われたが、苦痛と恐怖に満ちていた。

ジェフリー・ゴーラー――『死のポルノグラフィー』

イギリスの人類学者ジェフリー・ゴーラー（一九〇五～八五年）は、フィリップ・アリエスのように学会外で研究した学者だった。莫大な遺産を相続したので自由にやりたいことができた。ケンブリッジ大学のイエス・カレッジで優秀な成績を修め、一九二七年に古典と現代語の二科目最優等生で大学を卒業した。劇作家・小説家になろうとしたが失敗に終わった。その後、評論『マルキ・ド・サド――その生涯と思想（*The Revolutionary Ideas of the Marquis de Sade*）』（一九三四年、荒地出版社より邦訳）が好評を博した。これは、とくに政治的見地よりも心理学的見地からナチの人気を解明しようとしたものだった。

一九三四年、富裕な上流階級の人間にありがちな気軽さで、フェラル・ベンガというセネガル人バレエダンサーの愛人とフランス領西アフリカへ渡航した。二人はダカールからセネガル、ギニア、コートジボアール、ダホメ、そしてナイジェリアを旅した。この旅行記『アフリカは踊る（*Africa Dances*）』がベストセラーになり、文化人類学者のマーガレット・ミードが彼に注目した。ミードは、愛人ともいわれる同僚のルース・ベネディクトとともに社会人類学の分野に彼を導いた。ゴーラーは天職に出会った。彼はヒマラヤのレプチャ族などの〈未開〉民族だけでなく、日本、アメリカ、そして母国イギリスなど先進社会についても研究し、著書を発表した。

ゴーラーの著作は明快で、専門用語を多用せず、典拠が確かだった。彼は文芸批評家でもあり、友人にW・H・オーデン（訳註　イギリスの詩人）やジョージ・オーウェルがいた。だが、最も親しかったのはマーガレット・ミードで、何度も手紙をやり取りし、毎年いっしょに休暇を過ごした。結婚も噂されたが、ミードはバイセクシュアルでも、ゴーラーは完全なゲイだったので、結婚はあり得なかった。

ゴーラーは有名な『死のポルノグラフィー（*The Pornography of Death*）』（一九五五年、ヨルダン社より邦訳）を発表し、現代で最もタブー視されるのは、性ではなく死であると主張した。「自然の腐敗作用は不快きわまる。百年前には出生と性交が不快きわまるものだったと同じである」。ゴーラーはアリエスよりも先に工業化以前の世界を次のように描いた。

……葬儀は労働階級と、中流階級、貴族階級にとって最大の見せ場となる機会である。墓地は古い村ではどこでも村の中心にあり、墓地はどの町でも有名である……しかし、二十世紀には性に対する上品ぶりに目立たない変化がある。つまり、アングロサクソン社会ではとくに性交がますます話に「出せる」ようになり、自然作用としての死は「出せない」ようになった……

ゴーラーは死に対する態度の変化を宗教心の衰退と結びつけた。

とにかく今日のイギリスでは、キリスト教が教える来世への信仰は、教会へ通う人や、生活の中で祈る人など少数派でも稀である。信じるものがなければ、自然の死と人体の腐敗は見たり、話したりするだけでも恐ろしい。

一九六一年、ゴーラーの兄ピーターが癌で死に、後に妻子が残された。まだ四十四歳と若く、免疫学者であり、彼の研究で臓器移植が可能になった。ピーター・ゴーラーは王立協会の特別研究員《フェロー》で、生きていたらノーベル賞の医学生理学賞を授与されたはずである。大の愛煙家で、肺癌と診断されてまもなく死亡した。ジェフリー・ゴーラーが葬儀長を務め、義理の姉と甥や姪たちの面倒を見た。彼は伝統的作法を批判され、そのことで遺族に悪影響が及んで身動きが取れなくなった。この体験から『死と悲しみの社会学（*Death, Grief, and Mourning in Contemporary Britain*）』（一九六五年、ヨルダン社より邦訳）を著した。この本は、一九六三年に千六百二十八人を調査し、その結果に基づいて書かれた。

ゴーラーの友人は、伝統的な葬儀にしたことが気に入らなかったと述べている。「私は服喪中を理由に何回かカクテル・パーティーへの招待を断った。招待者側は、私が何か猥褻なことを言ったように怪訝《けげん》そうな反応を示した」。そういう態度のもとを辿れば、第一次世界大戦に行き着くとゴーラーは考えた。当時、負傷者数は膨大で、それに対処するには、個人の喪失感や悲しみに流されず、共同体として悲しむより他に方法がなかった。もう一人、解説者のパット・ジャランドはこれを「個人の悲しみを堪えること」と述べた。社会は遺族に悲しみを堪えるようにそれとなく求めているとゴーラーも気づいた。イギリスとアメリカでは、この風潮は「服喪を我儘《わがまま》と見なし、何事もなかったかのように悲しみを隠して振る舞う遺族を社会が称賛している」のである。

ゴーラーは祖父の時代に比べて「……イギリス人の大半は、今日、死と死別に関する適切な指針を持っていない。愛する者の死で心に生じる悲しみや喪に折り合いをつけ、これを乗り切る社会の助けもない」と結んだ。「『死のポルノグラフィー』」は嘆願で締めくくった。「……だから私たちは死――自然な死――と葬列や世間への周知というものへ引き返し、再び悲しみと服喪を認めるべきである」と。

アーネスト・ベッカー――『死の拒絶』

死のタブー視は二十世紀末にアメリカで頂点に達した。世界を征服したアメリカは、死も征服できると無意識に思ったのだろう。一九七一年にリチャード・ニクソン大統領は「癌との戦い」を宣言した。三年後、無名の文化人類学者アーネスト・ベッカー（一九二四～七四年）は一九七三年に発表した『死の拒絶（*The Denial of Death*）』（平凡社より邦訳）でピュリッツァー賞を受賞した。この作品は理解しにくい箇所が随所にあり、伝統的な精神分析学（「肛門愛の意味」（訳註　口唇期に続く小児性欲発達の第二段階。フロイトの心理学）とフロイトの弟子オットー・ランクに強く影響を受けた内容なので、幅広い読者層に読まれたとは思えない。ウッディー・アレンの映画『アニー・ホール』（一九七七年）でアレンが演じる、死を恐れ、精神分析に取りつかれたアルビー・シンガーは、アニー（ダイアン・キートン）に『死の拒絶』を渡している。

しかし、ベッカーがこの本を書いたとき、彼は癌で余命が短く、一九七四年に四十九歳で息を引き取ったので何らかの影響力はある。フロイトが人間の行動の基本的動機は性だと説いたのなら、ベッカーは死への恐怖にあると主張した。

……死を思い、死を恐れるのは人間という動物にしかない。それこそが人間の行動の源泉である――死する運命を避けようとし、終着点は死であることをどうにか否定して恐さを克服しようとする行動……これが恐怖なのだ。人は無から現れ、名前、自意識、深く内に秘めた感情、生きることへの切望、自己表現がある——なのに死ななければならない。

ベッカーは同時代のフィリップ・アリエスのように、啓蒙運動と科学の「進歩」には重たい値札が付いていたと考えた。

私たちの時代の知識人は、予想もしなかった重荷を背負って打ち拉がれている。消費し切れないほど真理が過剰生産されている。何百年も、人間は、真理は細くて分かりにくく、見つけさえすれば人類の諸問題は解決すると信じて生きてきた。二十世紀も終わりに近い今、真理に窒息しそうになっている……

ベッカーはアリエスやゴーラーよりも一歩先を行き、消滅の恐れを、彼が死を超越するために考案した「大事業」と呼ぶものへ昇華するよう主張している。その事業には宗教組織や二十世紀の大政治運動である共産主義とファシズムも入っていた。哲学者サム・キーンは『死の拒絶』の新版の前書きで、ベッカーは「悪の科学」を発見したと書いた。キーンはベッカーの思想の要旨を次のように記している。

第一の要素。世界は恐ろしい……第二の要素。人間の行動の基本的動機は、不安を抑え、死の恐怖を拒絶するための生物としての必要性にある……第三の要素。死の恐怖があまりに強いのでずっと気づかないふりをする……第四の要素。悪の破壊を目指す私たちの大事業は、世界にさらなる悪をもたらす逆説的効果がある。

ウッディー・アレンのアルビー・シンガーがどうしてベッカーの悲観論に引かれたか分からないではない。「発生とは、何十億年もの長きにわたってあらゆる生物の血に染まってきた地球という星に起きている悪夢の光景なのだ」。

現代作家で哲学者のジョン・グレイの作品も粛然とした悲観論の特徴があり、明らかにベッカーの影響を受けている。グレイは「世界を変えようとする人間は自分を気高く、悲劇的にさえ思っている。だが、世界を善くしたい人たちは、物事の仕組みに対する反逆者ではない。自分の弱さ故に支えきれない真理に慰めを求めている。実は、世界は基本的に人間の意志で変えられるという信念は、死ぬべき運命の拒絶になる」と述べている。

ベッカーの業績は恐怖管理理論（ＴＭＴ）というまったく新しい実験心理学派を勢いづけた。ＴＭＴによれば、死が避けられないと知りつつ生きたいと願うことから恐怖が生まれる可能性がある。ＴＭＴの創始者の一人トム・ピジンスキーは「文化的世界観は、死の問題と向き合うことになる私たちの支えとなる、有意義で、秩序正しく、慰めとなる世界観を与えることによって存在する恐怖を制御している」と述べている。ピジンスキーらは一連の対照試験（訳註　ある条件の効果を調べるために、他の条件は等しく保ち、この条件のみを除いて行う実験。除いたときと、除かないときの結果を比較する）を実施し、その結果、死すべき運命を思い起こさせると、違う考えの人々に批判的、ないし懲罰的な態度を取る傾向があることが分かった。TMTの信奉者はアメリカの9・11の体験がこの理論を裏付けるものと考えた。この惨事後のアメリカ人の態度には愛国主義の高まり、不寛容、異質な者への反感、復讐心、英雄待望、支援要望が認められ、TMTの予想と一致した。

二〇〇三年、アーネスト・ベッカーとTMTの考え方を基にしたドキュメンタリー映画『死からの飛翔―不死を求めて（*Flight from Death :The Quest for Immortality*）』は国際的なヒットにはならなかった。意外ではないだろう。TMTは人間の行為と悪の「大統一理論」（訳註　素粒子の基本的な相互作用である電磁相互作用、弱い相互作用、強い相互作用を統一的に記述する理論）の一種である。

イヴァン・イリイチ――死を医療対象とすること

フィリップ・アリエスは「医師とは新媒体、すなわちその時代の心理的謎の解読者である」と書いたが、イヴァン・イリイチがそう書くこともあり得た。イリイチ（一九二六〜二〇〇二年）は非凡な人物だった。クロアチア人カトリック教徒の父とユダヤ系ドイツ人の母を持ち、ウィーンで生まれた。十二カ国以上の言語を駆使し、自分には母国語はないと言っていた。一九三八年のナチスドイツによるオーストリア併合後はウィーンを離れざるを得なくなった。イリイチは、はじめ科学（組織学《訳註　生物組織の構造・発生・分化などの研究》と結晶学）を学んだが、哲学、歴史、神学へ変更した。ザルツブルク大学で歴史の博士号を取得し、ローマのグレゴリアン大学（訳註　教皇庁のカトリック大学）で聖職者を志して学んだ。一九五〇年に司祭になってニューヨークへ行き、プエルトリコへ赴任した。一九五六年、三十歳でプエルトリコのポンセのカトリック大学副学長に就任した。イリイチは過激な「反帝国主義者」になり、彼の反米思想はカトリック教団と衝突して、とうとう一九六〇年にニューヨークへ呼び戻された。

一九六一年、イリイチはアメリカ・カトリック教団の支援でメキシコ中部のクエルナバカに「国際文化形成センター」（CIF）を設立した。同センターの目的は北米の宣教師によるラテンアメリカでの活動の準備とスペイン語の集中学習にあった。彼は南アメリカでの宣教師事業に疑問を抱き始め、希望者をやめさせ、アメリカ人宣教師に対する扇動的な記事を書いて事業を妨害した。同センターは非正規の大学であり急進的シンクタンクのような「国際文化情報センター」（CIDOC）になった。一九六八年、イリイチは異端の問責に答えるため、バチカンへ呼び戻され、正式な形ではないが聖職者の公職を離れた。それでも、彼は、生涯自分は神父だと思っていた。

イリイチの範疇を決めるのは難しい。中世史研究家であり、社会理論家、哲学者、神学者、そして教育者でもある。彼の主張の核心は「国際文化情報センター」で養われ、ルソーに近く、工業化と都市化が先進国の国民から自由と精神性を奪い取ったと考えている。最も有名な作品である『脱病院化社会——医療の限界（*Medical Nemesis*）』（一九七五年、晶文社より邦訳）は「医学界は人間の健康の大きな脅威になっている」という有名な主張で始まる。イリイチはこの過激な論争で、現代医学は傲慢にも苦痛と病気、死さえもなくしてしまおうとしていると言う。苦痛と病気、死は人間が立ち向かうべき永遠の現実である。つまり「健康的」であるとはこれらの事実に立ち向かうことになる。「医原病（iatrogenesis）」——医師による障害の意味——という言葉を考え出したのはイリイチではないと思うが、普及させたのは確かに彼だった。彼は、医原病を三つのタイプに分けた。まず臨床的、つまり、種々の医療が直接の原因となるものである。二つ目は社会的、つまり、通常生活の医療対象化である。三つ目は文化的、つまり、伝統的な苦痛の対処法の喪失である。医学は「苦痛や、病気、死は各人が対処すべきことを否定して、増殖する権威主義的プログラムを生ぜしめた」。この死の医療化のために、私たちは死や苦痛を人生の一部として受容する能力を失い、また、死と終末にまつわる伝統的な儀式行事の価値を減じた。イリイチはさらに、医療化は社会統制の一形式であり「患者であること」を拒否すれば逸脱と見なされると主張した。

イリイチの文章は緻密で難解である。脚注の使用は故デイビッド・フォスター・ウォルス（アメリカの作家）よりはるかに多い。だが、ウォルスの博識には議論の余地がある。イリイチの主張は大袈裟であり、現実的な解決を提示しなかったので、当時は真剣に取り上げられなかった。医学界は彼を変人として無視した。イリイチは次第に顧みられなくなった。イリイチは教会から縁を絶たれたが、一九七六年に「国際文化情報センター」を閉鎖した後はヨーロッパの二、三の大学の客員教授をしていた。彼には古代ギリシャの哲学者ディオゲネス（訳註　犬儒派（キュニコス派）の代表的な哲学者）のような雰囲気がある。腕時計を一度もしたことがなく、「計器」と呼び、生活を窮屈にするものだと考えていたが、たびたび「計器をしている人」に時間を尋ねた。晩年はメキシコシティ郊外の泥壁の小屋に住み、『タイムズ』の死亡記事によれば「貴族のように孤高で、飾らず、何かに夢中で満足していた」。イリイチの公的な顔には旧約聖書の預言者を思わせる以上のものがあり、事実、批判者からは「エレミヤ」との人身攻撃でしばしば排除された。

　イリイチを一九六〇年代、七〇年代の反文化の歴史的小話として片付けたい気もするが、四十年近く経って彼の警告した多くが現実となった。『脱病院化社会』の出版以降、アメリカではＧＤＰに占める保健医療費の比率が倍増した。イリイチは、社会不安症（内気）、男性型脱毛症（はげ）、そして勃起機能不全（インポテンツ）といった新しい病気の発明に苦笑していることだろう。現代ではこれらはすべて薬で治療される。際限なく拡大する製薬会社の金儲けに彼は驚かないだろう。「根拠に基づく《エビデンス・ベースト》医療」の聖域への攻撃は望むところだった。イリイチはこう述べていた。「保険医療は、死の医療化を通じて巨大な世界宗教になった……死との闘いは、富裕者の生き方を支配し、開発関連機関はこれを一定の規則に転換し、世界中の貧者はそれに従わざるを得なくなる」。

　イリイチは痛みと苦痛には大きな違いがあると考えていた。痛みは感覚だが、苦痛は経験であると言う。痛みは「義務、愛、魅惑、日課、祈り、そして同情」で威厳をもって堪えられる。文化的医原病は西欧諸国の人間から苦しみに耐える力を奪ってしまった。医学は人間にあらゆる痛みは治せると信じ込ませ、痛みを耐えられないものにした。医療化は最終的には人権としての自殺幇助に行きつくと予見した。「自力で死のうとしない患者は、あわれなほど依頼心が強くなる。健康の最終的な形が死だが、自分の死ぬ力を信じられなくなった人間は、医学的に殺してもらう権利を行使する」。

「死ぬことは、究極のいわゆる消費者による抵抗になった」とイリイチは書いた。

イヴァン・イリイチは五十代に顔に癌ができ、例によって治療を断り、検査もさせなかった。「診断を受けずに自由に死にたい」と考えた。癌は徐々に進行し、顔の脹れと激痛を伴い、二〇〇二年に七十六歳で死亡した。イリイチの死亡記事は次のようなものだった。

頰に大きな腫瘍ができて激痛と癲癇《てんかん》性の発作を伴ったが、医師の診断を断った。「私の体調は悪くなく、これは病気ではない。まったく別のもの――非常に複雑な関係だ」と述べた。

死について研究したこの四人の学者は死んでしまった。アリエスは六十九歳で亡くなった。彼の葬儀は伝統に則り行われ、参列者が多く、家族は相応の期間喪に服した。ゴーラーはサセックスにある荘園の邸宅で八十歳まで生きた。そこには賞をもらったロードデンドロン（訳註　シャクナゲ属の各種の花木）が植えられていた。オーウェル、オーデン、ミードら親しい友人も既に故人となっていた。親族は喪に服したはずである。

葬儀と服喪

私が参列した葬儀の中でも、とくに殺伐だったのは友人Sの葬儀だった。彼は二〇〇〇年にアムステルダムで四十七歳の若さで亡くなった。長年アムステルダムで建設業に従事し、オランダ人と結婚して十代の子供が二人いた。左腕と肩の痛みを訴えるようになった。タバコを吸い、家族に心臓病の病歴があったのだが、医師からは筋肉痛だと言われていた。心臓発作で急死した。私は当時暮らしていたリーズ（イングランド北部）から葬儀に参列した。この友人は二十五年以上前に故郷のコークの西部からオランダへ移住し、宗教など後進的だと思うようになり、アイルランド特有の背景の一切合切を捨ててきた。だから彼の葬儀には宗教性は皆無だった。

空港からタクシーでアムステルダム郊外の広い墓地へ向かい、入口で彼の兄弟三人と会った。はるばる遠方から来たことに礼を述べられた。彼の、夫に先立たれた母親は、ここまでは来なかった。母親が小さな農場から外に出てもせいぜいコーク市内であった。葬儀は、事務的な葬儀屋が進行を取り仕切り、私たちは言われたとおりに棺の後に続き――棺は開かれることなく――雨の中を、掘られたばかりの墓に着いた。棺が穴の中に降ろされ、私たち参列者は、祈りか、それらしき言葉を捧げることもなく、そこを離れた。それから墓地の休憩室に集まってコーヒーが出された。葬儀屋が出し抜けに、挨拶したい人はいないかと尋ねた。三人の兄弟は顔を見合わせて首を横に振り、司祭に任せることにした。だが、司祭はおらず、無愛想なオランダ人葬儀屋がいるだけだった。気まずい沈黙が長く続いた後、故人の仕事仲間が恥ずかしそうに前へ出て、ほとんどオランダ語で短く挨拶し、最後に「彼はいいやつだった」と英語で言った。故人が好きだったフォークソングのCDが流された。それで終わりだった。

私はタクシーでスキポール空港へ戻り、空港で葬儀の意義についてしばらく考えた。友人の三人の兄弟はカトリックの伝統の中で育っていて、世俗的な葬儀には文字どおり唖然としていた。友人Sの現実に心が痛んだ。

数年後に、カトリックの葬儀のあり方に私は深い感銘を受けた――伯父の死（二〇一三年三月）と義父の死（二〇一三年十月）――死後数日間の遺族への配慮についてである。弔いの儀式は死にゆく人間をも救う。アイルランドでは、病人への塗油には、宗教心のない人間にも力強い意味がある。これは病院の素人司祭にできることではない。宗教学者カレン・アームストロングは、宗教は観念ではなく実践であり、教義ではなく行動であると述べていた。私たちの先祖には共同体の服喪方法があり、儀式はこの知識の核心だった。

アラン・ド・ボトン（訳註　スイスの哲学者・エッセイスト）は『無神論者のための宗教（*Religion for*

Atheists)』で、私たちは、組織化された宗教から良いところだけを取って、宗教のない現代世界にうまく当てはめ、迷信や超自然的な馬鹿げた話を捨て去ることだと述べている。「現代人の精神的問題の多くは宗教が提唱する解決策によってうまく対応できる。ただし、この解決策は、宗教が生まれた超自然的な背景から分けて考えなければならない」。ド・ボトンは、人々を集めて共同体を構成する方法、毎週ただ座って瞑想する機会、そして、誕生・結婚・死に叶った儀式など、組織化された宗教の肯定的な面をいろいろ挙げている。

彼の提唱はよく議論されているが、宗教は数千年の時を経て儀式を発展・洗練してきたのに、新たに作り出すものがあるのだろうか。すでに大聖堂や寺院やモスクがあるのに、なぜ「展望」や「内省」のために新しい寺院を建てるのか。ド・ボトンは神なき宗教を創出するための空しい試みだと言う。オーギュスト・コントの「人類のための宗教（religion for humanity）」のことである。相互信頼に満足するだけになってしまう。強引な無神論は宗教からの逃避を促し、現代人はさらに彷徨い、ばらばらになり、人生の重大な局面に立たされたときの振る舞い方が分からなくなる。

だから、現代人は自分たちの死亡術《アルス・モリエンディ》を形成しなければならない。死はクローゼットから出ようとせず、つま先だけ出していると言われてきた。葬儀は少しずつ略式化しており、団体より個人参列が多いと司祭は口をそろえて言う。つい最近まで伝統的なアイルランド・カトリック教では、葬儀のミサで壇上から死者個人について語るのは下品だと考えられてきた。今は死者の追悼が葬儀の中心になってきた。棺は携帯電話やトレーナーなど思い出の品で飾られることが多い。葬儀では故人は変人扱いされる。火葬のときは棺が「マイウェイ」や「オールウェイズ・ルック・オン・ザ・ブライトサイド・オブ・ライフ（いつも人生の明るい面をみていよう）」の曲で送り出される。アリエスの「従順な死」は、認識、受容されたという意味では「従順」かもしれないが、恐ろしく、堂々としていて畏敬の念を起こさせる。今私たちはある種の不自然な浅はかさで再び死を従順にしようとする。

私は十四年間イギリスで暮らした。妻はスコットランド出身で、二人の子供はヨークシャー生まれである。アイルランド出身のカトリック教徒として育った私には、イギリスの服喪の慣習は非常に奇異に映った。私の仕事仲間のイギリス女性が六十代初めの若さで癌で亡くなった。共通の友人である病院の専務理事は、医師として二十年以上も故人と共に働いた。だから、葬儀で彼に会わなかったのが不思議だった。二、三日後に彼にそのことを話すと、葬儀がたまたま大事な会議と重なり、予定を変更できず残念だったと言った。アイルランドでは考えられないことだった。義父の死後、隣人たちが哀悼の意から訪問したときも同様に驚いた。中に入ってもらって、お茶を出した。死者に会ってもらえないかと尋ねると、生前の姿を覚えていたいからと言ってしりごみした。

アイルランド人は、いろいろ欠点もあるが、それでも、服喪のときはそれにふさわしい悲しみ方をする。昔からのカトリック教の葬儀の進行――まずロザリオの祈り、次に、教会へ遺体を送り、最後に告別ミサをし、埋葬する慣習はまだ生きている。農村の人たちは死後三十日の「三十日目の追悼ミサ」を今でも行っている。決まり文句の「たいへんお気の毒です」は変わっていない。二〇〇一年にアイルランドへ戻ってから、私は数えきれないほどの野辺の送りに参列した。アイルランドでは葬儀への参列の機会が多すぎるかもしれない。私は、仕事仲間の両親や親類など面識がない人の野辺の送りや葬儀に参列するのは義務だと思ってきた。行列が長くて一時間以上も順番を待つことさえある。野辺の送りでの割り込みはよく見かけることだ。

私の大叔父の一人はとくに熱心に葬儀へ出かけた。アイルランドの葬儀では食べ物や飲み物がたくさん出て、社交の場として知られている。故人がかなり高齢の場合は、祝宴かと思うほど雰囲気が明るい。この大叔父は退職後、ほんの少し知っているだけの人でも、その葬儀に参列するためにコーク郡内各地や外にまで出かけた。『コーク・エグザミナー』の死亡欄だけが唯一の読み物だった。インターネット時代まで生きていたら、ウェブサイト「RIP.ie.」（訳註　rest in peace の略。安らかに眠れ、の意）の熱心なユーザーだっただろう。

しかし、都会ではこういう儀式や慣例は次第になくなっている。わずか一世代の間にアイルランドはみんなが教会へ行く国から、日曜礼拝でさえ少数派の世俗的社会になってしまった。

私が父から受け継いだ数少ない本の一冊にシェーン・オサリバン著『アイルランドの通夜の慰め（*Irish Wake Amusements*）』がある。この小冊子の原本は『死者のための通夜（*Caitheamh Aimsire ar Thórraimh*）』という十八・十九世紀のアイルランドの地方の通夜の慣習に関する研究書であり、弔いでの儀式、慰め、飲酒などについて詳細に記している。

語り。歌。音楽と舞踊。トランプ遊び。なぞなぞ、早口ことば。語呂合わせの繰り返し……力自慢、敏捷な動作、器用さ、命中度、忍耐力と根競べ、強靭さと活力……ののしり合い、まぬけ落とし、悪戯、ふざけっこ、取っ組み合い……まねっこ、鬼ごっこ、かくれんぼ、当てっこゲーム。

一九六一年にこの本の初版を出した時、著者は（確かに）読者の信仰心を前提にしていた。

キリスト教徒として異教徒時代の人間が死をどう考え、どう対処していたかは想像しがたい。人々は死ねば生前の人生が終わることを経験的に知っていた。それでも、「命」は何らかの形であの世で続いていると信じた。キリスト教は、死んでも終わらない人間の魂について徐々に教えていった。とはいえ、死者はどうにかして生前とかなり似た形でさまざまな世事に関与していると人々は感じた。

オサリバンは本の中で「人間の魂の存在」について、原子より小さい粒子を発見したような、科学的事実を発見したかのように書いている。通夜の慣習は、もともとは「異教徒」のものであり、また「伝統的通夜のある部分」については聖職者が説教調の非難とさまざまな宗教会議の教令から作り上げたと考えた。「伝統的通夜のある部分」や「通夜の悪弊」には必ずと言えるほど、セックスやアルコールが絡んでいるが、オサリバンがこれを書いたときは深く立ち入れなかった。それに彼はアイルランドがこれほど急速かつ劇的にキリスト教から離れることを予想できなかった。

現在はアイルランドでも通夜はめったになく、死を従順にする行事は『アイルランドの通夜の慰め』に描かれているディオニソス的奇抜さに譬《たと》えられる。私が最後に通夜に行ったのは古い御近所の夫人の所で、主人は四十歳でぽっくり逝っていた。夫人は四十年以上も未亡人であり、亡くなったのは曽祖母だった。通夜は故人が六人の子供を育てた家で行われ、故人は客間に寝かされていた。近所の人たちが次々に弔問に訪れ、口々に良い顔だと言った。私は開かれた棺のすぐそばで、ご家族とお茶とケーキをいただいた。人と人との和やかな触れ合い、親しみとしめやかさ――質素な部屋と良き老婦人のもつ雰囲気があった。ダンフリースでは反感を呼ぶことが、コークでは同情と気楽な雰囲気を生んでいた。

私の伯母はボンスクール修道会の修道女で、長年重い認知症を患った末に二〇一〇年に亡くなった。伯母は修道院の病院で暖かく手厚い看護を受け、私はキリスト教の良さを思い知らされた。伯母が死ぬと、修道女たちは伯母が寝かされている小さな居間に集まった。皆でロザリオの祈りを朗誦し、讃美歌を歌った。老女たちの合唱は不思議な崇高さと悲哀に溢れていた。

死は世間の話題に上るようになったが、有名人の手記や新聞記事の対象になったとしても、ほとんどは表に出て来ない。ヨーロッパでは、フィリップ・アリエスの「従順な死」に戻ることはもうないと思えるほど世俗化が進んでいる。果たして世俗版の従順な死を作り出せるだろうか。無理だろう。死は儀式によって馴らされ、儀式は本来宗教的な現象だからである。私たちは啓蒙運動以前のヨーロッパのキリスト教には戻れないし、世俗的儀式は現れないだろう。

世俗主義と個人主義という致命的な組み合わせに悩む私たちに、先祖の心の中は覗《のぞ》けない。人々がばらばらになった今の世の中では、自我を、すなわち、現世を超越するものを想像できないので、現代人にとって死ははるかに衝撃的である。

第三章　勇敢であることへの躊躇い

フィリップ・アリエスは「従順な死」がどのように「隠された死」になっていったかを描き、それを「嘘の始まり」と呼び、人間の行動におけるこの劇的変化を説明するために鍵となる作品としてトルストイの小説『イワン・イリッチの死（*The Death of Ivan Ilyich*）』（一八八六年）を使用した。イリッチは四十代で、裁判官として出世し、資産を蓄えて豊かな生活を送っていたが、虚栄心が強くうわべを繕うだけの妻から心が離れて、室内装飾とトランプ遊びに興じていた。彼は腹部にかすかな痛みを覚えて体調を崩し、いろいろな医師の診断を受けた結果「虫垂炎」と「腎臓遊動症」と診断された。痛みはだんだんひどくなり、助からないことが分かった。家族や医師はこの忌まわしい事実を本人に隠そうとする。

イワン・イリッチの最大の不幸は、なぜか、みんなが彼の病気をただの病気であって死ぬようなことはなく、静かに医師の言う通りにしていれば必ず良くなると嘘をついたためだった。みんなが何をしようと、苦痛は激しくなり、死が待っていることは分かっていた。みんな知っているのに言おうとせず、嘘をつきとおそうとし、自分にもその嘘を強要することが惨めでならなかった。嘘、嘘、この嘘は彼が死ぬ直前まで続き、彼の死という重々しい行為を、訪問客とカーテンとディナー用のチョウザメと同じレベルにまで貶《おとし》めた……そのことがイリッチを苦しめた。そして、変な言い方だが、みんながいつもと同じように彼に接すると、もう少しで相手に向かって叫びたくなった。「嘘をつくな。分かっているくせに、私は死ぬのだ。だから、嘘だけはやめてくれ！」と。だが、言い出す気力はなかった。周囲の者たちは忌まわしい彼の死を、不愉快で見苦しいちょっとした出来事（臭いを嗅ぎながら客間へ入る人に対して振る舞うような）と同じレベルにまで貶めた。それは彼が生涯奉仕してきた礼儀正しさのためなのであった。

最後になってイリッチは「正しい生き方をして来なかった」こと、自分の死が自分の人生のように嘘で固められたものだったことを悟った。「そのときから三昼夜うなり続け、その声は二重扉を突き抜けて響き渡った」。臨終に幼い息子が彼の手を握ったとき、イリッチはようやく心の平安を取り戻し、家族を赦すやさしい気持ちになる。

イワン・イリッチの苦悶は、イギリスのホスピス運動の創始者シシリー・ソンダースが「全人的苦痛」と呼んだものだ。ソンダースはこの言葉に身体的苦痛を越えた希望の喪失と、孤独感、人間存在の絶望を特徴とする苦悩の意味を込めた。私見では、「イワン・イリイッチの死」は最も力強く、最大の真実の死が描写された作品である。この小説には奇妙な来世がある。小説の内容を大まかに踏襲した『イワンのエクスタシー（*ivans xtc*）』（二〇〇二年）という映画で、癌で余命幾許《いくばく》もない道徳観念のないハリウッドの代理人の最後の日々という筋書きである。近頃では「三昼夜立て続けに聞こえたうなり声」はシリンジポンプに消されてしまうが「嘘」はいたって健在である。

一九二三年、フェリックス・ドイチェ博士は、六十七歳の患者ジークムント・フロイトを口腔癌と診断した。ドイチェはフロイトに近い六人の同僚に相談して告知しないことにした。後日、精神分析学者でフロイトの初の主要伝記の著者であるアーネスト・ジョーンズがフロイトに事実を隠していたことを告げると、フロイトは「何の権利で」と言った。ドイチェはフロイトの主治医を辞め、マックス・シューアという若い医師に交替した。フロイトはシューアとの初対面で、医師と患者の関係には重要な点が二つあると言った。第一に、互いに隠し事をしない、第二に「その時が来たら、私を必要以上に苦しめないことだ」と。

ジョン・マクガバンは、母親のことを手記にまとめた（彼自身も執筆中に体調を崩し、出版の時は重態だった）。マクガバンの母親は妊娠中に乳癌と診断され、ダブリンのメイテール病院で治療を受けた。「母《お母さん》の容体を尋ねると、尋ねてはいけない、ただ神に祈りなさいと言われた。父は何でも隠したがる人だったが、母は秘密を嫌っていた」。

一方、マクガバンの父の強面の巡査部長は、妻の外科医にこっそり手紙で照会した。「以下につきご忠告いただければ幸いです。(一) 妻は教師を辞めるべきか。(二) 回復の可能性はあるか。(三) いまの段階で手術した場合、回復の可能性はどの程度か」と。
外科医はきちんと回答した。「完全に回復する可能性は三割でしょう」。一九四〇年代のアイルランドでは、患者の守秘はそれほど遵守されていなかった。マクガバンは「これもそうだが、医師はそれ以前の事実関係についても、母にも、他者にも、伝えていなかった……」と述べている。母親は妹と看護師に看取られて息を引き取った。夫は別の町の駐在所にいた。息子たちは母親が最後を迎える前に父親の元へ連れて行かれ、父親は隠し通した。マクガバンの母の死は「隠された」。

死にゆく人間は、本人のみならず、失ってゆく世界にも特徴がある。生まれ変わって永遠に続くという錯覚を抱く。人生は続くが、死にゆく人間にはそうではなく、それは隠されるか、覆われるか、否定されなければならない……母の信仰は強い支えになったはずだが、父が神への信仰が薄れていると母をなじったときは、それさえ逆効果だった。信仰がどんなに強くても、母が愛おしみ、母を頼る者たちすべてを失うことの辛さを和らげることはできなかった。母は多くの人に愛されて四十二年間この世で暮らしたのに、この辛さを伝えられる人はいなかった。

サミュエル・ベケットの作品の主要テーマは死ぬべき運命だったと思うが、彼自身でさえ「嘘」に抗えなかった。一九五四年五月、唯一の兄フランクが五十二歳で末期の肺癌と診断された。べケットはパリからダブリンへ戻り、数カ月間兄の看病をした。彼はフランクの妻と話し合って事実を伝えないことにしたが、ジェイムズ・ノウルソンの『ベケット伝（*Damned to Fame*）』（一九九七年、白水社より邦訳）によれば、そのことで非常に悩み苦しんだ。良くなったらこうしたいと話す兄の言葉に胸を痛めながら「この状況で最悪なのは『ごまかしていること』だった」。

フィリップ・アリエスは「隠された死」の重大な要素は、死にかかっている人間にどう事実を隠すかであることを述べた。

死にかかっている人間と周囲の人間を感情的に近づける新しい関係が築かれていた。しかし、力ではないとしても、主導権はまだ死にかかっている人間にある。この（「隠された死」にある）関係は続くが、立場は逆転し、死にかかっている人間は周囲に依存するようになる……こうなると……これが現代の状況――周囲は本人に知らせないようにすることが義務だと考える。夫や子供、親族が「本人が知らなかったことがせめてもの幸い」と言うのをどれほど聞いたことだろう。「知らなかったこと」とは「死が近い」ことである。

アリエスは、従順な死の「最後の会話」――「最後の別れ、最後の勧告」――が、「死の近い者に悟らせまいとして廃された」事情について述べた。「嘘」が死にゆく人間からそれを奪ったと言う。「神や親しい人との最後の心の交流は、死にゆく人間にとって大事な特権だった。何百年もこの特権は奪われることはなかった。しかし、最後まで嘘をつくようになったとき、この心の交流と歓びを排除してしまった」。

アメリカの外科医兼作家で『人間らしい死にかた（How We Die）』（一九九三年、河出書房新社より邦訳）の著者である故シャーウィン・ヌーランドは、死の床にある兄に病気の全貌を明かさなかった経験を顧みて、死にかかっている人間は嘘に加担することがあると述べている。潜在意識でのことが多い。恐い事実に向き合いたくないのだろう。躍起になって事実を否定しようとするかもしれない。家族や親類や医師さえ動揺させたくないと思うのだろう。

兄は、私が兄は夏までは持つまいと考えていることを知らなかった。……ハーベイ・ヌーランドは優秀な頭脳と、良く聞こえる耳と、逆境を乗り越えてきた人間が持つ鋭い洞察力を備えていた――何度も、何度も――最後の日まで、兄が死を否定するので私はあっけにとられた。何かが五感の証拠を拒絶するのだろう。生きたいと思う叫びは、知りたいと思う気持ちを立ち退かせた。

重病患者は、私にはまるで無関心に見える振る舞いをする。知りたがらないのだ。ジュリアン・バーンズは『恐れるものはない（回想録）（*Nothing to be Frightened of*）』（二〇〇八年）の中で、癌と診断された父親の死についていろいろな考え（そして恐れ）について書いた。死ななかったが、「私の父は五十代の初めにホジキン病（悪性リンパ腫）と診断された。父は医師に、どこが悪いのかを尋ねなかったので、病名も告げられなかった。治療を続け、病院から呼び出され、二十年間一度も質問することなく通院回数は次第に減っていった」。

深刻な病への対応としてこれは珍しいことではない。私は何度もそういう例を見てきた。危機的状況の際に、人格崩壊にならないための原始的反応の一つの現れではないかと思う。否定といおうか、無関心といおうか、これは死に立ち会ってきた私が何度も経験するテーマである。死が近いと知らされたとき、予想どおりの行動をする人は少ない。

勇敢であることへの躊躇い

医師で作家のキーラン・スウィーニーは、二〇〇九年に肺の中皮腫と診断された。この癌はふつうアスベストが原因であり、致命的である。彼は『ブリティッシュ・メディカル・ジャーナル』に診断について寄稿した。

それから四十八時間は、十代半ばから二十代初めの四人の子供たちとの会話に費やした。それぞれ学校や、アルバイト、大学などで忙しいようだ。私は彼らへの深刻な影響を気にしてはっきり言えなかった。この現実はあの年代には背負いきれないほど酷だ。私はこの病で死ぬだろうし、私たちはその事実を受容せず、理解しようともせずに取り組まなければならない。腫瘍は私の肉体を滅ぼすだろうが、私は気を強く持とうと思う。抱き合い、子供たちは泣く。私は子供たちのため、自分自身の恐さから、そして、私のいない世界に子供たちが存在し続けるという想像できない恐さゆえに泣く。

これは大人の言葉である。「悪い知らせの伝え方」教室のにおいは微塵もない。感傷に浸って切迫した死の脅威から目を背けることもない。癌と「闘った」り、救いを求めて世界の果てへ旅に出たりする愚かさはない。スウィーニーは死にかかっている人間を治療する医師たちへ実践的な忠告をした。

こうして私は永久に病人王国へ派遣されて戻れない。決して楽しい旅ではないが、頑張れるし、誇らしくさえある。この世界の案内人には二重の役割がある。地図を読んで導いてあげることと、非常に不安定な場所であるこの地に一緒に居ることである。人は偉い臨床医と面会するとき専門能力に圧倒され〈勇敢であることへの躊躇い〉によって力をくじかれる。臨床地図上を彷徨《さまよ》って形而上学的な域に出るとき、目と目が合わないようにする――私は希望のない人間――婉曲な言い方から、私の最大の恐怖への憐れみ深い触診になる。医師として私は、同じ臨床医にとくに厳しい態度で臨む――彼らと同様に、私も十分だ――そして、私の前に横たわる恐怖は、医師を寄り道からそこへ戻す。私のように実際に体験している者以外は、想像不可能なことは誰も想像できない。

もし専門で役割分担する者たちが、各々の段階で、心に荒涼な終着点を分担するなら、寒々としたこの場所への旅はもっと耐えやすくなる……治療の進め方は適切で、技術的には非の打ちどころがなかった。だが、関係し合う治療の分担は強い指導力に欠け、肝腎なときに、勇敢であることへの躊躇いがあった。病気でつねに恐れていることは、一括りにされること、自制心を失うこと、「私はこうだ」と言えないなど人格を持たないかのように扱われることだ。最終的には、ここ、病人王国に一人残される。

この強烈な短い文章の中で、スウィーニーは「勇敢であることへの躊躇い」という表現を二度使っている。彼はその年、二〇〇九年のクリスマスイブに死去した。医学と、より幅広い医学の役割について論評した元祖だった。彼は根拠に基づく《エビデンス・ベースト》医療の限界に関心を向けさせ、「情報のパラドックス」という新語を生み、情報過多が医師を病人の救済という中核的役割からそらす危険性を指摘した。以下は『ブリティッシュ・メディカル・ジャーナル』の彼の死亡記事からの抜粋である。

彼はその後このアプローチを形而上学的であるとし、また、彼の先見性ある文章の中で「人が死に近づくか、死が近いことを受け入れるとき、必ず形而上学的な段階へ移行する明らかな例だ。ここでは医師も患者も同じ質問を突きつけられる。『いつまで続けるのだ。これは次世代の医師への決定的な質問であろう』」と述べた。

辛い会話

もう十分だ。アメリカの医学界は際限のない過剰医療文化だから、この一言はまず使われない。アメリカの外科医で作家のアトゥール・ガワンデは、航空機産業など他分野で実践されている方法を採用して、安全な外科手術に挑戦して有名になった。彼はしばしば雑誌『ニューヨーカー』に寄稿するが、二〇一〇年に「手放す――命を救えないとき医療はどうすべきか」と題する長文を掲載した。二〇一四年、この記事を基に『死すべき定め（*Being Mortal*）』（みすず書房より邦訳）を出版した。アメリカでは、死にかかっている患者が日常的に辛い、無駄な医療を受ける一方で、担当医は不可避な結果について患者との話し合いが持てない実態について書いた。

「患者は一度しか死なない。頼れる経験がない。医師と看護師が進んで辛い話をし、過去の経験をしっかり伝えることを望んでおり、医師と看護師は患者の今後の心構えを促し、放りっぱなしという誰も望まない状態を避けるために患者を支えなければならない」。

しかし、もはや医師は勇敢からはほど遠い。医師は自らをサービス提供者だと思うようになって来ている。「辛い会話」や、勇敢さを奨励する必要のない役割である。消費者運動と、訴訟への恐れ、過剰規制が顧客にやさしい医師を生み出し、医師と患者の関係が商売に近い形になったときにそれが現れた。このタイプの医師は、意志疎通がうまく、何でも言うなりで、キーラン・スウィーニーやアトゥール・ガワンデが考えた医師ではない。医師は、その専門性と訓練の性格上、体制順応者であり、また、現代の顧客本位の風潮の下では異論は唱えにくい。現代ではスキャン、薬、検査、検診など医療への欲求は限りがない。この欲求は専門家集団と、産業、病院や診療所を潤している。「もう十分だ」の一言は発しにくいが、善良な医師は、患者の要望には応じられないこともあるだろう。残念ながら、多忙な診療中は「辛い会話」をするより、もう一度スキャンする方がはるかに楽なのだ。

医師は個々の患者を喜ばせる以上の義務、すなわち、社会全体に対する義務がある。アメリカには、いわゆる「コンシェルジュ」と呼ばれる医師がたくさんいる。彼らは富裕層に雇われている医師で、我儘な顧客の要望につねに応じている。患者一人につき年収は三万ドル相当と言われている。究極のコンシェルジュ・ドクターが故マイケル・ジャクソンの専用医師だったコンラッド・マレーである。マレー医師は、薬は何でも処方し、金があり思い通りに操れる患者に麻酔薬のプロポフォールを処方して、ジャクソンを死に至らしめた。

アクセル・ムンデの自伝『サン・ミケーレ物語（*The Story of San Michele*）』（一九二九年、紀伊国屋書店より邦訳）の一部はコンシェルジュ・ドクターの話である。ムンデはスウェーデン人で、パリで医学を勉強し、富裕な神経症患者の治療に当たり、最初はパリ、後にローマで儲かる仕事をした。マレーのように、ムンデは最後には裕福で強力な患者（愛人でもあった）のスウェーデン女王の専任になった。彼は医学生から若い医師として輝かしいスタートを切ったが、方向を誤ったことを非常に後悔した。ムンデは、ローマで働くもう一人のコンシェルジュ・ドクターについてこう言っている。「彼を有能な医師だと思うことと、彼がニセ医者であることは、もちろん両立した――両者は相性が良く、ニセ医者の最大の危険はそこにある」。

現代では、患者の自主性は他のすべての権利・義務に勝っている。自主性は癌診断の場合にとくに強さを発揮するもので、私は善意の親族に待ち伏せされて、告知されると困るので言わないようにと釘を刺されることがよくある。親族には正式にそう言う権利はないが、通常は静かに見守っていてもらいたい医師に医療の指図をする。認知症や超高齢の患者の場合には、癌の診断が患者のためにならないことも当然あるだろう。だが、たいていの場合、私は事実を伝えることが義務だと考えている。

しかし、問題はこういう場合である。つまり、キーラン・スウィーニーが現状を受け入れ、それと闘ったようなことは、普通はない。彼は中皮腫と告知されたとき、強みと弱みの両方があった。医師として、今後どうなるかを瞬時に理解したが、知ったがゆえに、あらゆる希望が排除された。

私の患者の多くは、中皮腫の類の診断をすべて理解する医学的背景や知識を持ち合わせていない。こういう「経験的事実認識」の側面を除いても、多くの人間は生存率や今後どうなるかという嫌な事を事細かく知りたがらない。シャーウィン・ヌーランドの兄の場合のように、事実を隠蔽したいのは親族だけではない。多くの患者は「辛い会話」をしたがらない。

現在の病院の体制は対話をする意思のある医師にとって不利に作用する。それは親族、騒々しい環境、巨大技術化した現代の病院の医療体制、誤った妄想じみた希望を与えたがる顧客にやさしい医師、そして、医師が伝えようとすることを聞きたがらないことがある患者本人である。「辛い会話」を避け、静かに時を過ごしたいという気持ちが非常に強い。それに文句を言う人は誰もいない。親族はそれでいいのだろうし、死にかかっている人間はやがて死ぬ。なぜ自分を苦しめるのか。

社会全般は医師にリーダーシップとプロ意識を求めるようだが、本当だろうか。リーダーシップとプロ意識は不愉快な事実と向き合い、時には人々が求める（と思う）ことを拒絶することもある。多くの医師は日常的に過剰診断、過剰調査、過剰治療の状態にある。こういう医師は必ず患者から「申しわけない」と言われる。「申しわけない」医師はもう他に化学療法がなく、検査を尽くしたとき、死にかかっている患者をごまかして見捨てることになる。

シャーウィン・ヌーランドは、兄が進行した結腸癌と診断されたとき、打ち明ければよかったのに、そうしなかったことをひどく後悔した。「この肩の重荷から私はいくつもの誤りをした。最善と考えたことは、振り返ってみると重荷の軽減にはなっていなかったようだ……兄が必要としている希望が間違いだと言えなかった」。

感傷と嘘

死が近い人間の周囲の行動の多くには感傷と忌避という特徴がある。これはさまざまな形をとる。最も単純なのは、家族が本人に死を隠すことだ。次に、家族、友人、医師が、医療効果をわざとらしく話す場合がある。わざと楽観的に話すのは「希望を与える」ためだ。家族や友人は本心からそう思うのかもしれないが、そうなると、もうもとへは戻せない。医師は事実と幻想の違いを十分心得ているが、それでも、患者に嘘をついてしまうことがある。「希望を失わせないため」の善意からそうなるのだろう。愛情をかけた患者の英雄崇拝に取りつかれることもある。そこに、にせ医者と守銭奴が現れる――この種の医者全員がどこかにいるというのではない。

死が近い人間は芝居じみた虚偽の世界に住んでいる。母スーザン・ソンタグの死について書いたデイビッド・リーフの手記『死の海を泳いで（*Swimming in a Sea of Death*）』（二〇〇八年）は、そういう世界を鮮やかに描いた。癌で二度死を切り抜けたソンタグは、七十歳で骨髄癌の一種の骨髄異形成症候群と診断された。リーフは、母がどれほど死を恐れ、最期の最期まで死を拒絶し続けたかについて書いている。彼は母の死が近いことを知りつつ、勇気もなく、機会もなくて、母とその話ができず、手記はそのことに対する後悔の念で溢れている。

ジャーナリストのジョン・ウォルシュはアイルランド移民の両親について書いた手記『堕天使（*The Falling Angels*）』（一九九九年）で、医師だった父親が白血病と診断され、助からないと告知されたときの怒りを告白した。ウォルシュの両親はロンドンで半生を過ごした後、生まれ故郷のアイルランド西部に引きこもる決心をした。それは不幸な結果に終わった。新しいアイルランドは両親にとってすっかり変わった土地だった。父の専門医は、父の医師の経験を知り、父にありのままを率直に伝えた。「マーティン、あなたは医師だから、今後どうなるか分かりますね。遺言を整理し、友人に別れを告げて、心の準備をしなさい。残念だが、言うことはそれだけです」。悪い知らせの伝え方教室での教え方はどうなのか知らないが、この医師がしようとしたことは分かる。患者に率直に話すこと、同僚が同僚に向き合うことである。ウォルシュはぞっとして「かわいそうな父にそんなことを言った冷酷なやつを絶対に許せない」気持ちになった。

だから――患者に事実を語る医師は、職業上も、感情的にも報われることはほとんどないが、嘘はかなり力になる。ほとんどの家族と、多くの患者は嘘を好む。私は死の床にある患者に対してできるだけ正直でありたいが、嘘をついた方がいいと思うことが多い。それに、嘘をついたと私に文句を言ってきた人は一人もいない。医師とて、患者と同様に人間で、欠点があり、たいていは嘘をつく方をとる。

イヴァン・イリイチは医学による死の専有について手厳しく書いたが、彼でさえ医師は死にかかっている人間を救えるかもしれないと思っていた。「古い地中海地方の規範の復活を求める――賢人は〈死の友《アミカス・モルティス》〉を得て大切にする必要がある。死の友は、あなたに辛い事実を伝え、最後のときまであなたに寄り添う。医療に携わる者が、友になっていけない理由はない――現代でも」と。

第四章　貧しき者の最後

私たちの大半は急性期病院で最後を迎えることになるのだが、ここは死にかかっている人間の必要を満たすだけの設備が整っていない。文化も環境も音も騒がしく、せかせかして、目がまわりそうな雰囲気である。大きな教育研究病院には過剰なほど役割がある。それは急病患者の治療と、大・小外傷の治療、慢性病の外来患者向け診療所の経営、医学生と医師、看護師の研修、臨床検査の実施、癌の治療等々である。死にかかっている人間の治療優先ではない。月曜日の朝ともなれば、病院はちょっとした混沌状態になる。患者に必要なことは病院や職員にとっては二の次となる。ベッド数、若手職員、手術室など限りのある設備や人員の奪い合いになると、組織の上下関係と、専門「分野」、しきたりが優位になる。こういう病院は、ライバル関係の専門家集団が永続的に緩やかに系列化した集合体である。

医学生は人員超過の病棟を集団で移動する。救命救急病棟の大廊下では、ストレッチャーの上の衰弱した高齢患者が人目に晒されている。これらの患者に対応するのは、寝不足で過労気味の若手医師だ。同じ班や医局でない医師たちはこういう患者の「対応」を押し付け合うこともある。

公立病院は平等主義のいい加減さにがんじがらめにされ、そのしわ寄せは患者へ来る。イギリスのスタッフォード病院スキャンダル（訳註＊）に関するさまざまな報告で最も印象的だったのは、責任者の不在だった。事件に関するフランシス報告書は、病院の運営評議会について「病院管理者たち自らが実態を把握しなければならなかった」と述べている。国営医療機構の「医療管理」と「説明責任」についてさまざまな指摘があるが、病棟での指導力に大きな欠陥があった。

このような環境で「尊厳死」とはお笑い種である。安らぎや礼儀正しさなどどこにもない。患者とその家族と話せる静かな部屋を探そうにも見つからない。談話室は医学生に占領され、看護師長室は業務引継ぎに使われていた。死の床にある患者とその家族と辛い話をしている最中の肝腎な時に、状況に気づいていないながらただ目先の仕事を終えようとする、清掃員や配送係に邪魔に入られて困ったことがある。テレビやラジオは大音量で流れている。手付かずで残された食事、自力で起き上がれない患者、仕事に追い立てられて食事の介助ができない看護師。

礼儀正しさに欠けるのは、そこで働く者たちの年代を反映しているのかも知れない。多くの看護

＊ イギリス中部の州スタッフォードシャーで、イギリス国営医療サービス機構が運営する財団のスタッフォード病院で二〇〇五年から二〇〇八年の間に、質の悪いケアで四百人から千二百人以上の死者を出したと言われている。二〇一〇年から事件の調査が始まり、厖大な調査報告書が発表された。

師と研修医のほとんどは若く、三十歳未満もいる。若者はそもそも礼儀正しくないものだ。若い葬儀屋は、素人映画の悪役みたいで、場違いのように見える。少年の頃、アイルランドには若い神父がそこら中にいた。私はいつも彼らが滑稽に見えた。高齢の婦人から「神父さま」と呼ばれ、真面目くさった顔で祭壇に立っている。実は、彼らは賢明さとはほど遠かった。若者は、病院が病気の人や死にそうな人のいる場であることをすぐに忘れてしまう。アメリカのテレビ映画の喜劇を見ると勘違いしやすいが、病院は面白おかしいことがいっぱいの場所ではない。キーラン・スウィーニーは癌で死にそうな時、病院で冗談を言う雰囲気を非難した。

笑ってごまかすのをやめてもらえないものか。下着と、靴下、靴以外の衣服をポリ袋に入れて摑《つか》むのが、どこがおかしい――一寸手を止めて、どういうことか考えほしい――放射線医療室の付添人は患者に病衣を着せて忠実な猟犬のように付き添う間、挨拶もなく、自分の喋り間違いをごまかそうとして、にやりと笑って患者に指示を与える。

その意味でクリスマスは救いようがない。病院の職員たちは、二週間も、炭酸飲料を飲み過ぎた五歳児のように振る舞っている。

近年では、急性期病院で死の床にある患者の医療にホスピスの規則を採用しようという動きがあり、患者に「ホスピスに親しみ」を持ってもらおうとしている。アイルランドには『病院での終末期医療の基準（Quality Standards for End-of-Life Care in Hospitals）』という方針書があり、メアリー・マッカリース前大統領が序文で「終末期は非常に深刻だ」と述べている。このプログラムにはさまざまな基準が設けられており、最も重要な点は「終末期医療は病院の中核的使命であり、患者の必要に基づいて処置される」とある。用語集では死は「生命、生気または活動のない状態または様態」と分かりやすく定義されている。さまざまな有名人がこの運動を支援しており、ケルト風のロゴマークの目印は重要で、病棟に掲げて死が近いか切迫していることを表示する。このマークが室外の台の上に置かれると、職員や訪問者に閑静と礼儀を守るよう注意を促すことになる。「ですが」とある経験豊富な病棟看護師は私に「とにかく、自分がどう行動するかではありませんか」と言った。有名人の支援と「目印」があるとはいえ、プログラムは平凡な病院生活の現実を大きく変えてはいない。「善意は分かるが、効果は今一つ」との声は最前線の人々からの手厳しい評価である。この方針書を読んで、私は、子供の頃に、地元教区の助任司祭だった神父を思い出した。その神父は説教が大の苦手で、毎週は新しいことを考えつかなかった。時々言葉に詰まり、何も言えなくなった。そういう時にはよく「神様はあなた方にできるだけ親切で行儀よくしてほしいとお考えです」という文句で気まずい沈黙を埋めた。

どこへも辿り着かない道

リバプール・ケア・パスウェイ（ＬＣＰ）（訳註　一般病棟における緩和ケアプログラム）が国民保健サービス（ＮＨＳ）に最善の意図で導入された。この「パスウェイ」（小道・通路の意）という言葉はリバプール市の緩和ケア医師の発案によるもので、これは急性期病院で死の床にある患者にホスピス医療の指針を適用し、臨終の経過が始まったことを認識して、無益で辛い医療介入から患者を守ることにある。同プログラムには国民保健サービスの多くの医療と同様に、規範となる詳細な治療計画による指針、つまり、状況毎の対処法を詳細に指示する「問題解決手段」がある。同プログラムでは飲食の中止について明言していないが、一般にはそう理解され、患者が「餓死する」か「渇きで死ぬ」との非難を招いた。医師や家族の中には患者が同プログラムで誤った対応を受けることを真剣に心配している者がいた――患者は死にかかってはいなかった。このプログラムを適用されると後戻りできなかった。医師が少しおかしいようだ。調査の結果、ＬＣＰを適用した患者の三パーセントに改善が見られた。逆にいえば、改善が見られたのは、患者によってはプログラム適用前に点滴や栄養補給を与えられ過ぎていて、それを控えた結果かもしれない。

急性期病院では栄養補給が倫理問題の一原因になってきた。医師と看護師は、患者、とくに高齢者の低栄養状態について調べ、さかんに改善を奨励している。確かにそれは大切だが、熱が入り過ぎて、高齢者や、衰弱した患者、ときには死にかかっている患者に、自然に任せたほうが良いときに経管栄養をしている。言語聴覚療法士（任務には会話や言語の問題の他に嚥下障害が含まれる）は絶えず患者の「誤嚥」に注意し、医師に経管栄養にするようにプレッシャーをかけている。一般人がこのことを不思議に思うのも当然である。初めは経管栄養を勧められた患者が「リバプール・ケア・パスウェイ」を適用されると、直ちにそれを停止された。現代の病院医療では極端から極端へ振れるようである。数日単位で患者は経管栄養から「何も口にできない」状態へ切り替わるかもしれない。栄養への関心は高いのに食品はしばしば無視される。国民保健サービスは、食品よりも人工「栄養補助食品」の方に資金を多く配分している。栄養管理師と言語聴覚療法士は患者の治療の一面だけ（各々栄養と嚥下）に注意を払いがちで、必ずしも幅広い視野から見ていない。

医師でジャーナリストのマイケル・オドンネルは『ブリティシュ・メディカル・ジャーナル』で妻の死について「愛する妻が飢餓と脱水による緩和した『倫理的な』死に耐えている姿を見ていて、患者を餓死させることと、命を終えるのを助けることとの間に倫理的な差違があるとは思えなかった」と記している。

死にかかっている人間に飲食が多くは必要ないことは認めるが、「パスウェイ」の作成者は食べることの象徴的な意味での重要性を過小評価している。死にかかっている人に少量の水や一口のヨーグルトを与えても栄養上ほとんど効果はないが、患者本人と付添う人間には安心と深い愛情を与えてくれる。私の患者だった九十歳の男性は、出血と感染症などの急性症状を繰り返した末に死が近くなった。患者は言語聴覚療法士から「誤嚥」の危険性を指摘されて「何も口にできなく」なり、私は慌てた。看護職員に、患者は死にかかっていて誤嚥の危険性はまったくないと、できるだけ穏やかに説明しようとした。「誤嚥」の脅迫観念は急性期病院に蔓延する安全文化を表している。つまり、危険性がどれほど遠くにあっても、その排除は人間味ある医療よりも重要なのだ。死にかかっている人間にはもう「危険」は関係ないのに、それでもそうなのである。

しかし、死の床にあるほとんどの人間には「パスウェイ」は効果を発揮しているように見える。無益な医療から守られ、痛みなど辛い症状は適切に処置されて、これまでの医療方法を大きく変えた。しかし「パスウェイ」の二度の大きな監査で「嘘」の健在が指摘された。つまり、プログラムが適用されている多くの患者は死が近いことを知らず、自分の症状をよく知っていたのは約半数にすぎなかった。

誤った判断で「パスウェイ」を適用された少数の患者に対する心配が新聞で皮肉っぽく取り上げられ、病院と医師は金目当てで非自発的安楽死を行っていると非難された（国民保健サービスは目標達成に躍起であり、病院が緩和ケアで一定の目的を達成すればボーナスが与えられた。目的の一つがLCP適用中の死にかかっている人間の割合であった）。国民保健サービスの国家癌対策長官兼終末期医療対策長官マイク・リチャーズ教授は、世間の関心の鎮静化に努めた。「国家終末期プログラム（National End of Life Program）が臨床医及び《パスウェイ》適用の可能性のある親族のいる人たちに強調したい重要なことがある。ＬＣＰは数日か数時間で死ぬことになる患者の医療をこれまで改善してきたし、今後も改善していくということである」と。

リチャーズ教授の発言では報道や政治家の不安を払拭できず、ジュリア・ニューバーガー上院議員を中心とする独自の調査が行われて「パスウェイ」の解体を勧告した。ニューバーガーの報告書『医療強化、パスウェイの縮小（More Care, Less Pathway）』に要領よくまとめられている。ニューバーガーは、十分訓練され、資金が潤沢な臨床チームが実施すれば成果が上がると結論した。もともと医療が不十分な環境ではＬＣＰはチェック印をつけるだけで終わっていた。「パスウェイ」という言葉は、どこかへ行く通路を暗示し、誤解を生みやすいと評した。ニューバーガーは「パスウェイ」を削除して「終末期医療計画」などの中立的表現はどうかと賢明な提案をした。「パスウェイ」は医師が死の床にある患者を殺す決定をすることと受け取っていた家族もいた。ニューバーガーは、終末期に関してきちんとした国民的議論がないと、医師や看護師は「私たちがどのように人生の終末に直面するかについて十分な理解がないために身代わりの犠牲」になるだろうという、かなり勇敢な結論を出した。

あまり多くはないが、「パスウェイ」が国民に致命的に悪い「刻印」を押した失敗もある。なぜ失敗したのだろう。今日、ほとんどの人は長く患った後に死ぬ。だから慢性疾患では、いつの時点で死が近づいたかを判断することは難しい。「パスウェイ」の適用が早すぎた患者がいたかもしれない。適用すべきでなかった患者もいただろう。しかし、大多数の患者への適用は間違っておらず、そのおかげで楽に死ねた。

「リバプール・ケア・パスウェイ」に関する多くの不満は、根本的に意思の疎通が不十分だったことにあった。患者がひとたび「パスウェイ」を適用されると、毎日チェック印をつける方法は画一的な印象を与えた。ある緩和ケア医師は私に「このプログラムを考えた医師の頭は技術者だね」と言った。緩和ケアが専門分野になる前は、死の近い患者への対応はばらばらで基準はなく、医師はその時々で自分のやり方をした。根拠に基づく《エビデンス・ベースト》緩和ケアが実地されてプロトコル（訳註　患者の治療を実行するための計画）、指針《ガイドライン》、監査に加え、大量の書式《フォーム》の時代が来た。しかし、死が近い患者には恩恵があった。過ちは、患者個人ではなく人間の集団を処方の対象としていたことだった。

「パスウェイ」の歴史には、急性期総合病院で働く医師が直面した問題が見える。私たち医師は過度に介入し、死にかかっている人間の医療に出しゃばり過ぎて、緩和ケアやシリンジポンプを押しつけたという非難を受けた。メディア、とくに新聞は、複雑で難しい議論を見出しで声高に騒ぎ、矮小化しようとした。

スタッフォード病院

急性期病院での死に関して最大の誤解を招いたのは、スタッフォード病院事件のせいだろう。この問題は一九六七年、カーディフのエリー病院へ遡り、リバプールのブリストル病院とアルダーへイ病院へと繋がる国民保健サービスの長い線上の一事件に過ぎない。私は国民保健サービスで十四年間働いた。総じて私はそれを誇りにしている。だが、国民保健サービスは十年くらいおきに血祭りの犠牲が必要になるように私には思える。これまでのスキャンダルで政治家は「国民健康サービスの中心」は患者だと宣伝して自らを売り込み、時間と経費のかかる公開調査を実施し、失敗を深く反省した後に、平常に戻っている。

スタッフォード問題はゆっくり、それとなく発覚した。二〇〇七年九月、ジュリー・ベイリーがこの病院で死亡した八十六歳の母親が受けた医療について不満を表明した。病院側の対応に不満を募らせたベイリーは、地元で「国民保健サービスを救え」という抗議団体を設立した。スタッフォード病院で死亡した他の患者の親族も立ち上がり、一行は地元のカフェに集まり、死者の写真を壁に貼った。これにグループ以外の者たちも加わり、病院の死亡率に関心を集めた。

スタッフォード病院の医療が劣悪で、虐待と無視があったことは確かである。だが、この病院は他の多くの国民保健サービスの病院に比べてとくに良くも悪くもなかったのではないかと思う。悪のレッテルを貼られただけかもしれなかった。スタッフォード病院には合計五回の公的調査が入った。二〇〇九年の初回は保健医療委員会（Healthcare Commission）が実施した。保健省は二回の調査を急性疾患と初期診療それぞれの担当局長に任せた。高名な法医学弁護士のサー・ロバート・フランシスが独立調査会の座長を務め、二〇一〇年に報告書を提出した。スタッフォード病院で死亡した患者の遺族は、調査会のヒアリングは公開にするべきだったと不満を述べた。当時の労働党政権はこの要望を受けてフランシス氏に二回目の公開調査会の実施を委任した。調査会は二年半をかけて、二〇一三年に最終報告書を発表した。

第一回フランシス報告書（二〇一〇年）には、数百件の患者と家族の陳述が掲載されており、以下は新聞に発表されたものからである。

「患者は落下してスタッフォード病院に入院した。ポータブルトイレを頼むと、看護師から忙しいので、もらしなさいと言われた……」。

「……母親のベッドは尿でぬれたままで、床ずれが何カ所もあった。緊急連絡ボタンは手の届かない所に置かれ、息子は母親の食事介助の確認のため早退を余儀なくされた」。

新聞は、患者や親族から病院への称賛の声が多数あったことは報道しなかった。

「スタッフォード病院の評価のため聴取を行った患者の六件のいずれもが『専門的で、丁寧、時宜にかなった』扱いで不満はなかった」。

「クロストリジウム・ディフィシル腸炎（抗生物質などが原因となる大腸炎）に罹った男性患者は『スタッフォード病院の二人の優秀な若い医師』に救われた。この男性は皮膚癌で他に数カ所手術を受け、左膝と耳の手術も行った。この人の妻は子宮摘出と脚に大きな手術を受けたことがあった。両人とも、いつもスタッフォード病院で素晴らしい医療を受けた」。

調査は、病院の医療は不十分だったと結論づけた。第二回フランシス報告書（二〇一三年）は詳細かつ微妙な内容であり、語数は欽定訳聖書より僅かに長かった。しかし、結論は予想どおりこれといった内容はなかった。「今求められているのは本気で文化を変えること、国民保健サービスで働く全員に――トップから末端まで――改めて患者第一主義を徹底させることである」と。その一方で、報告書はスタッフォード病院の医療の質がどのように低下したかについて、真相をある程度究明している。病院信託は財政目標がＮＨＳ信託の水準まで到達できるように人員削減した。冠状動脈疾患施設と、集中治療室、高度看護病棟（High Dependency Unit）（ＩＣＵと一般病棟の中間）は十分ではなかった。管理責任者とコンサルタントの関係はよくなかった。保健医療委員会は、病院が日常的に医師を病棟から救急室へ回して四時間以内の診療に対応していたことを明らかにした。議会やメディアでスタッフォード病院に対し遺憾の意を表明した政治家たちは、国民保健サービスに目標達成主義を課した政治家たちだった。

スタッフォード病院での不幸な体験の話は、ジョージ・オーウェルの『貧しき者の最後』（一九四六年、角川文庫『動物農場』に収録）に不思議なほど似ている。これはオーウェルが一九二九年に肺炎に罹ってパリの病院に入院したときのひどい体験が書かれている。オーウェルの時代には、公立病院を利用するのは貧しい者だけだった。「病院の公共病棟の劣悪さは、自宅で死ねる者たちには分からないほどで、まるである種の病気は低所得層だけを襲うかのようだ」。オーウェルは初めて公共病棟を体験し、そこの日常的な劣悪な環境について叙述している。「病院は汚さと、苦痛、死の場所であり、まさに墓場への控室である」。

嘘、真っ赤な嘘

思いがけない残酷さと怠慢が発覚したことに抗議の声が上がるのは理解できるが、メディアや政治家が取り上げたのは「避けられる死」だった。国民保健サービスには「病院標準化死亡比」(Hospital Standardized Mortality Ratio —HSMR) という、所定の病院での予定死亡数を計算する統計手法がある。特定の診断に関係する死の危険度を合計して比率が計算される。この危険度、すなわち比率は、患者の年齢と、性別、社会的剥奪点数〔訳註 イギリスの社会科学者ピーター・タウンゼントによって開発された個人〈世帯〉単位の社会調査をもとに、人々の生活水準を測る計算方法を「剥奪アプローチ」といい、生活水準そのものを測定する〕、入院のタイプ〔救急か否か〕に応じて「調整」される。この比率を用いて計算すると、スタッフォード病院の死者数はNHS標準よりも多かった。

「病院標準化死亡比」の統計手法はインペリアル・カレッジ・ロンドン〔訳註 イギリスの公立研究

大学）公衆衛生大学院のフォスター博士の研究班により開発された。同大学では商業的可能性を探るためにキャンパス内民間企業が設立された。『ロンドン・レビュー・オブ・ブックス』に「死亡率の不正操作」を解明する記事を書いた健康情報学専門家のポール・テイラー氏など多くがこの統計手法を問題視している（医学上の問題に関する優良情報は、予想に反して医学専門誌ではなく『ロンドン・レビュー・オブ・ブックス』のような文芸誌に見られる）。テイラー氏他数名は死亡率の完成度の低さを指摘した。符号化の正確度、家庭医の質、ホスピス医療の利用機会などに多くの偏りや歪みがある。フォスター研究班の商業上の競争相手である「カスペ医療情報機構（Caspe Healthcare Knowledge Systems—CHKS)」は、「病院標準化死亡比」の高い別の病院（メドウェイ病院）に対して、病院信託は、緩和ケア向けの特定の符号が「十分に活用されていない」と通知した。メドウェイ病院は緩和ケア受診患者の比率を高めることで「病院標準化死亡比」は大幅に下がった。

第一回フランシス報告書は、バーミンガム大学のリチャード・リルフォード教授とM・A・モハメッド博士の二人の疫学者による「病院標準化死亡比」統計法に関する独立評価の概要を提示した。「フォスター博士が死亡比の算出に使用したのは、常にリスク調整を行う欠陥だらけの方法論で、目的にそぐわない」という。フォスター研究班の研究責任者のロジャー・テイラーでさえ、統計は「かなり誤解」されていたと残念がった。テイラー氏はさらに「避けられた死だったかもしれない人の実数は分からず、実際の数値が入れられない」と述べた。

スタッフォード病院の公開調査については新聞がある程度詳細に報道したが、ニューカッスル大学のマイク・レイカー博士は、不十分な医療で身内が死亡したと感じている家族数の調査をミッドフォードシャー信託から依頼された。博士は百二十家族と会い、五十件の奨励記録を調べて、貧弱な医療が原因の死亡は「一例らしい」と結論した。

ロバート・フランシス氏でさえ、病院の死者数からは確たる結論を出せなかったと分厚い報告書で述べた。証言者の強い関心は、高い死亡率よりも、不親切だったことにあった。「死亡や傷害に至った臨床上の過誤に関する関心とは裏腹に、医療の基本と病院側の対応に関する意見の多さに驚いた」。しかし、世論とメディア、政治家は、国の平均以上の死者を出したのは貧弱な医療の結果にちがいなく、従って、避けられたはずだと考えた。『ガーディアン』に「スタッフォード病院スキャンダル——基本的指針」の見出しで出たデニス・キャンベルの記事は、このように始まっている。「スタッフォード病院では二〇〇五年一月から二〇〇九年三月までの五十カ月に、不十分な医療の結果四百人から千二百人が死んだと推定される」。不十分な医療の結果なら、責任者は非難されるべきで、スタッフォード病院の刑事訴追が求められた。二〇一三年六月『デイリーテレグラフ』のピーター・ドミニクザックは次のように報じた。

ミッドフォードシャーNHS財団信託の死者に関する警察などの再調査は、不十分な医療で患者を死に至らせた可能性が指摘されている二〇〇五年から二〇〇九年までの数百件を確認した。この問題の関係者は発表を歓迎し、このような悲劇が二度と繰り返されないように、個人の「責任を問うべきだ」と述べた……現在のところ、政治家や患者の家族らは、事件の関係者が一人も法的措置を受けそうにないことは残念であると述べている。

スタッフォード病院スキャンダルは、自動的に安全衛生庁（Health and Safety Executive—HSE）の調査が入る産業事故と同様に、欠陥医療としての病院死の世論にある意識が形成された。これは「リバプール・ケア・パスウェイ」の終焉と同じで、イギリスの急性期病院における死の床にある患者の医療プログラムは、少なくとも一時的に、逆転した。

王立協会はフランシス報告書に回答すべきと考えた。王立医師協会（The Royal College of Physicians）からは『患者第一主義——フランシス報告書が意図するところ（Putting Patients First: Realising Francis' Vision）』が出され、「患者の体験の向上を図り」、医療の基準を設け、研修を充実するなど医師の指導力向上について、この手の文書にありがちな不安気な調子でもやもやした抱負を述べた。医師と看護師にはさらなる「説明責任がある」とする社会的見解が優勢となっており、（とくにイギリスでは）病院で働く者を監督する立場にある諸機関、研究機関、特殊法人が文字どおりたくさんある。哲学者のオノラ・オニールは、二〇〇二年に『リース・レクチャーズ』（訳註　BBCラジオ・テレビで毎年行われている講演番組）でこの「説明責任」文化について講演し、理屈の上では、新規則は医療専門家の説明責任を強化することになるが、実際には疑惑が拡大することはあっても効果は乏しいと述べた。つまり「説明責任という最近流行の方式は、信頼回復よりも、信頼を損ねている」。

死にかかっている人間の倉庫

アイルランドでは、ホスピスよりも、集中治療室（ＩＣＵ）で死ぬ確率が三倍高いという不思議な統計がある。ＩＣＵでの死は最悪の「技術的」病院死の例にしばしば取り上げられるが、本当だろうか。ＩＣＵは一般病棟とちがって徹底した管理下に置かれている。患者には専任の看護師が付き、一人にはならない。その場には相談役の職員がいる。病状の急変はすぐに察知され、処置される。雑然とした一般病棟とは環境も空気もまったく異なる。私の病院のＩＣＵは正午から午後二時までは「静粛な」時間帯で、回診や手続きなどは一切なく、照明を落としている。ＩＣＵに入った患者の約五人に一人は死ぬが、そういう状況下では数日か数時間前には「積極的な」医療を控えている。ＩＣＵの医師は麻酔の研修を受けていて苦痛の緩和には長けている。

だから、ＩＣＵで終末を迎えるのは最悪の病院死ではないだろう。認知症や転移癌の高齢患者を日常的にＩＣＵに受け入れているアメリカでは事情は異なる。アトゥール・ガワンデの取材に応じたＩＣＵ医師はつらそうに「死にかかっている人間の倉庫」を運営していると言った。

この医師が言うには、医師の持ち場の患者十人のうち、どうにか退院できそうなのは二人だけ。典型的な患者は終末期の八十歳ぐらいの女性で、うっ血性心不全があり、三週間でICUは二度目で、薬のせいで意識が朦朧とし、体中の開口部には管が入り、それでも足りずに穴を開けて管を入れている……もう一人の女性患者は八十代で、呼吸器不全と腎不全で終末期にあり、ICUに二週間いる。この患者の夫は長患いの末病死したが、胃ろうと気管切開を受けていて、妻であるこの患者はああいう死に方はしたくないと言っていた。だが、息子たちは母に死なれたくないので、永久気管切開、胃ろう、透析カテーテルなどさまざまな処置を願い出た。患者はICUでポンプに繋がれ、意識を失ったり戻したりを繰り返している。

アメリカでは、威厳をもって死ねるのは非常に貧しい人（無保険者）だけだと言われている。集中治療はイギリスとアイルランドでは控え目だが、アメリカ式のICU医療へ向かう趨勢は避けられない。集中治療室の患者の平均年齢は六十歳だが、八十代も多く、中には九十代もいる。一九八〇年代の私が医学生だった頃にはあり得なかったことだ。医師も、家族や老人病医師仲間から「年齢差別主義者」のレッテルを貼られるのを嫌がる。かなり高齢の衰弱した患者の家族でさえ、最大限の手を尽くしてほしいと言う。これがメディアで「救命」処置を断られた高齢者の話として悪影響を及ぼしている。

悲惨な死

とはいえ、病院死のほとんどは集中治療室ではなく、雑然としていて、職員が少なく、患者が多すぎる一般病棟で起こる。ここは主に一人では何もできない高齢患者が収容されており、十分な面倒を見られるだけの看護師がいないことが多い。患者の家族は身内の看護が十分でないと苦情は言うが、看護師を手伝おうという気持ちはまったくない。どこの国でもそのようだ。悪循環である。自力では動けない高齢者と不満を口にする家族と対面する過労気味の看護師は、統率力がなく、たちまち燃え尽きて、最低限度のことをやりながら交替まで乗り切ることになる。現行制度が本当に必要とする看護師——病棟での経験の長い看護師——は専門家として定時勤務を求め、また、外来担当の看護師も若い未経験な看護師に多大な任務を任せて定時で交替する。

一般病棟の患者は三種類に分けられる。第一に、現に病気の人。第二に、医療が終了した人（以前は「病床占有者」と手厳しく呼ばれた人）——急性疾患から回復したが、自宅へ戻れず、養護施設への「収容」を待っている高齢者。第三に、死にかかっている人。医師も看護師も現に病気の人間が優先であることは分かっている。急病人が一人出れば他の患者への注意がおろそかになるのが普通だ。限られた人員と財源では、他の患者は無視されるかもしれない。

病院死にはいくつか種類がある。まず、急病死で、心臓発作や胃からの出血など、突然の激変が原因である。次に、半急病死で、肝硬変などの慢性疾患でしばらく経ってから死ぬ。それから、緩慢な死で、認知症や卒中患者が最後に死に見舞われる。理想を言えば、容体が不安定な急病患者は集中治療室か、高度看護病棟に収容されるべきだが、患者数の増加に対しベッド数が足りず、ＩＣＵは重病患者だけを収容している。

最悪の病院死は、例外なく一般病棟での急病死である。当初は集中治療室が必要なほど重病には見えなかったか、ＩＣＵのベッドの空きがなかっただけかもしれない。看護師は他にも複数の患者を担当していて、医療を求めた最初の係が経験に乏しく怯えたインターンだったかもしれない。最後には蘇生に失敗して悲惨な事態を迎える。

私が見届けた死は、半急性または慢性疾患がほとんどである。死因は肝硬変が圧倒的に多い。この患者たちの死は一様に分かりにくい。つまり、患者の大半は若く（五十歳以下）、「癌ではないし」、「治療法」（肝移植）はあるのだ。残念ながらアルコール性肝硬変の入院患者には移植ができない。移植には最低六カ月間の断酒と（逆説的だが）手術できるだけの体力が必要である――だから、例えば、患者はまず感染症か肝不全を克服しなければならない。従って、肝移植の選択は非常に限られる。肝不全を乗り越え、断酒にも成功すれば肝移植の〈必要〉はなくなる。飲酒が戻れば〈資格〉がなくなる。症状が重ければ〈移植できない〉。だから肝移植は、飲酒をやめ、肝不全を再発したが病状が長く安定して移植手術を行える健康状態にある少数の患者のためのものである。私のアルコール性肝硬変の患者のほとんどは酒を飲み続け、遅かれ早かれ、肝不全で死んでいる。

何年も経つと、私は、肝不全患者で死ぬ人と、死なない人の見分けがつくようになった（この点で、私は思い違いをしているかもしれない。というのは、死にかかっている人間の生存期間の予測については、医師はかなり不正確で、見積もりが高すぎることが数々の研究から明らかになった）。予測には科学（臨床リスクスコア）と経験と直観が混在するからだ。だが、家族に対して死の可能性が極めて高いことを分からせるのは難しい。第一章で紹介した肝疾患の女性患者の家族は、私の予後診断を絶対に受け入れず、それが患者の不安と悲しみを倍加させた。こういう患者はホスピスや自宅では死なない。ほとんどが急性期病棟かＩＣＵで不快な侵襲的治療を受けながら数週間か数カ月後に死ぬ。肝疾患での死はとくに出血があると見た目に辛く、穏やかな死にはならない。幸い、ほとんどは昏睡状態に陥り、死ぬまでの数日間は意識がない。私は肝硬変の患者の死を何度も見届けてきたが、状況を良く理解して侵襲的治療を選ばなかった患者はごく稀だった。

私のある患者の家族は私の忠告を聞き入れ、息子の穏やかな死を見守った。この患者は随分前、私がヨークシャーにいたころ受診に訪れた。まだ三十五歳で、肝疾患で何度も入院していた。軽度の知的障害があり、自分の状態を良く理解できていなかった。アルコール依存のきっかけは、悲しく、やや可笑しい。彼は教育と仕事には無縁で、彼を受け入れてくれたのは地元のパブだけだった。子供のような心を持っていたが、男臭い言葉を身に着けて、パブ通いの酒豪連中のマスコットになった。飲酒をやめる見識も、その気もなかった。最後の入院中に回復が不可能なことがはっきりした。私は息子を溺愛する父親に、集中治療しても効果は望めないので緩和治療にすべきだと忠告した。父親は承諾してくれて、最後の夜は家族は祈りながらベッドのそばで過ごした。しかし、多くの患者と家族は「諦めること」を簡単には受け入れられない。肝硬変は限界まで治療する現代医療がうまくいかないことを示すいい例である。

瀬戸際政策《ブリンクマンシップ》

アメリカの医療倫理研究者のダニエル・キャラハンは「テクノロジカル・ブリンクマンシップ〈技術的瀬戸際政策〉」を次のように定義した。

救命のために限界まで技術を駆使し、同時に生活の質を維持する医療姿勢。現在、医療技術が進み過ぎると人間が傷つけられるので、越えてはならない一線があるとの認識が広く行き渡っている。私は「ブリンクマンシップ」について、医療の停止または軽減の前にギャンブルでいう〈できるだけ限界に近づく〉ことと定義する。

これは理屈としては通るが、キャラハンはこのやり方にはっきりした限界を見ている。

とくにブリンクマンシップは、限界点の見極めを困難にし、また、限界が見えても、なかなか止められないという、相互に重なり合う、起こり得る二つの現実を考慮しない。この二つの現実は生死を分ける境目であり、いつ技術の使用を止めるかの決断が難しく、また、病気と死に立ち向かう際に求められ、尊重されるものについての継続する世論と医療の深いジレンマがある。

キャラハンの「生死の境目」は、慢性病の患者の場合は、いつ死の過程が始まるかが確かでないことにあるといわれている。二〇一三年の「リバプール・ケア・パスウェイ」の解体は、この生死の境目、この難しさが一因であった。医療とは昔から不明瞭で、不正確で、不確実なものだ。そして、死の予見ほど不明瞭、不正確で、不確実なことはない。

社会のごみ箱

家庭医で作家のイオナ・ヒースは質問した。「良い死に方とされる死が、私たちの患者にこれほど少ないのはなぜでしょうか」。そして、ある患者の話をし始めた。

数年前に私の患者のある高齢者が転倒して入院しました。この女性は八十代後半の未亡人で、大分弱っていました。彼女は冠疾患集中治療室に収容され、最新の根拠に基づく指針《エビデンス・ベースト》に従って、線溶療法（血栓を溶かす）など高度の医療を受けました。回復は順調で、顔色も良く、一週間後に退院して自宅へ戻りました。私はこの女性の様子を見に行き、そのやさしい振る舞いにすばらしいと思いましたが、本人は一連の治療が不適切で深くショックを受けていました。この女性は、夫ばかりか同世代の友人・知人たちはみな死に、また、体力が落ちて以前は自分でしていたことができなくなってしまったので、もう長生きしたくないと私に話しました。こういうことを聞いてくれる人はなく、また、効果的な治療法を勧めてくれようとする人もいませんでした。患者は三週間後に就寝中に亡くなりました。

この高齢女性に線溶療法を行う前に、必要な評価を誰かがするべきだったと言うヒースの主張を今ここで少し考えてみよう。患者は交代制で多忙な若い医師の治療を受けたのだろうし、その交代制の制度の下で診療される大勢の急性疾患患者の一人として扱われたのだと思う。その状況で、患者らしさを判断して優先的に対応することはちょっと考えにくい。さらに、そういう患者に「血栓溶解薬療法」を否定すると、年齢差別主義者だと思われやすい――普通は良識も分別もあるレイモンド・タリス（老人病学者で哲学者）でさえ、高齢者にも若者と同様に積極的に治療しない医師に

「悪者」のレッテルを貼っている。当番の若手医師にそういう職業上のリスクを取らせるべきだろうか。私は疑問に思う。この高齢女性が――イオナ・ヒースが示唆したように詳細な経験に基づいた評価の後で――自分からそういう治療を断ったとしても、患者の死後に親族が現れて、命が救えたかもしれない処置をなぜ取ってもらえなかったのかと質問することはよくある。死因審問の場面を想像してみよう。

検視官　先生、あなたはなぜこの患者が心筋梗塞であると知りながら、線溶療法をしなかったのですか。

医師　私は患者としばらくお喋りし、彼女が夫ばかりか、同世代の友人や知人をほとんど亡くしていること、体力がなくなって以前していたことができなくなったこと、そして、もう長く生きていたくないことを知りました。それで線溶療法は適当でないと判断しました。

日刊紙『ザ・サン』が本件を「おばあちゃん死す　医師が血栓溶解剤を与えず」の見出しで取り上げる。

私はイオナ・ヒースに敬服する。彼女は現代医療の余分な部分を堂々と批判する人で、自殺幇助問題での発言は清々しく、深く考えさせるものだった。しかし、彼女は、この時、多忙な総合病院の冠疾患集中治療室の当番だった若手医師の現実を理解していない。この二十年余りの間に総合診療は大きく変わった。家庭医は、昔のように患者に対する時間外診療をしなくなった。だから、病院が時間外の責任を協同組合や代行業者に委託したとき、家庭医が病院のホリスティック（全体）医療の不足を批判するのは誠実ではない。イオナ・ヒースが自分の高齢患者にそれほど思い入れがあるのなら、家庭医として彼女の替わりに入院に抗議し、環境を変えずに自宅で治療することもできただろう。そうすれば、思いやりのない病院から血栓溶解剤も他の変なものも与えられることはない。冠疾患集中治療室に精神的指針の提供を期待すべきではない。

急性期病院の医療に対するヒースの批判は、広い社会的問題であることを示している。つまり、急性期病院は死にかかっている人間に対して適切な対応をしていないという批判はある程度正しいが、社会は死にかかっている人間の医療責任の大半を病院に引き渡してきた。養護施設はだいたいどこも、死にかかっている患者を救急医療室に搬送するが、それは施設にとっては病院で死んだ方が管理上も、法律上も楽だからである。混乱も、厄介な親族からの追及も、公的機関が調査に入る可能性も、死亡診断書の記入もない。責任は他人に取らせよう、である。

急性期病院は、死にかかっている人間だけではなく、あらゆる種類の社会問題のごみ箱になっている。急性期「非選択性」総合病院の待機コンサルタントとして、私は、一人では生活できないことだけが問題の高齢者の入院を認める。夫が暴力を振るうことだけが問題の女性たちの入院を認めてきた。自宅改装中のただで住みたいだけの高齢男性の入院さえ認めた。社会として、急性期病院をいろんな医療以外の問題のごみ箱扱いするのであれば、病院側がごみ箱のように感じ、そう考え始めたとしても文句を言うべきではない。医師と病院はこういう問題について要求しなかった――社会は、問題が医療に見せかけられるかぎり、喜んで引き渡した。そして、こういうことで最大の問題は死である。「医療化」とは、医師が勢力拡大を目指して積極的に進めようとしているものだとイヴァン・イリイチは考えた。しかし、彼は間違っていた。医療化は医師の力にはならない。苦しむだけだ。

アイルランドには社会問題を医療化する長く不快な因習がある。二十世紀半ばの一時期、アイルランドの長期精神医療患者数の比率（成人人口の二パーセント）はスターリン支配下のソ連より高かった。これら「患者」の多くは精神病ではなかった。困窮者だった。農場にやって来た新妻に場所を譲るためにはじき出された未婚の小姑や、非行少年などである。故メアリ・ラフタリーがこれをテーマにしてテレビ・ドキュメンタリーを製作した際に社会的不安が高まったが、アイルランド国民はこの状態に満足していた。

私が関わった家族の中に、急性期病院は刑務所の支部としての働きをし、誰でも意思に拘わらず留置すべきで、とくに高齢者だが、アルコール依存症や食欲不振者なども対象にすべきだと考える家族がいる。私は若い医師や病棟看護師に、私たちは病院で働いているのであって刑務所ではないと口を酸っぱくして言っている。数年前、私のアルコール依存症の患者が肺感染症の治療後に退院した。この患者の家族が私に、また酒を飲み始めることが分かっていながら自宅へ戻したと怒って電話をかけてきた。それは残念だが、患者が自分で決めたことで、彼女の意思を尊重したまでだと私は説明した。家族は、警察と、アイルランド医療協議会、さらには「ジョー・ダフィー・ショウ」（ラジオ番組）にまで訴えてやると脅した（同番組は国民が正しくないと思うことを何でも言って鬱憤を晴らす場を与えている）。私は家族に三者の連絡先を教えたが、その後何も言って来なかった。

数年前の日曜日の午後、総合病院の「待機中」のとき、七十歳の女性が救急室に搬送されて来た。患者はみじめな一人暮らしで、タバコと濃い紅茶とウィスキーだけでどうにか生きていた。近所の善意ある人や親族が心配して救急車を呼んだ。一人の救急隊員は救急室の医師に「二十年来、これほどひどい状態」で暮らす女性は見たことがないと言った。私はこの女性と話をしてみて、医療上の問題はそれほどでもなく、自分で決断する能力があることの方がもっと重要だと結論づけた。病棟で一日、二日過ごし、食事を摂り、身ぎれいになると、患者は自宅へ帰りたいとはっきり言った。施設ではなく、みすぼらしい自宅へである。女性に退院できてうれしいが、ご近所や親族は喜ばないかもしれないと説明した。問題が起こっては困るので、老人病科の同僚に患者の知的能力を評価してもらったところ、「精神は健全」と判断された。患者は退院した。とにかく誰も邪魔はできない——自分自身で決めたことだと、私は看護師と若手医師にはっきり言った。

近所の人や親族はこの女性の現在または当面の問題として急性期病院を正しい選択と考えた。彼らはこの女性の家を掃除したり、温かい食事を用意してやろうとまでは考えなかっただろうと思う。

もちろん、そういうことは国がすることだ。そして、国に注目させるための最善策が、この哀れな高齢者を救急車に乗せて、日曜日の午後に救命救急室に搬送し、望みもしないストレッチャーに乗せることだった。私の役割は、医師ではなく、刑務所の刑務官だった。こうして隣人と親族が勝利した。つまり、女性は病院へ送り返され、その結果、施設へ行くことに仕方なく同意した。

これが死と何の関係があるのか。私の言いたいのは、社会は高齢化や死など、人生の扱いにくく解決不可能なごたごたを医師と病院に押し付けているということだ。今や私たちは他者が認めない生活を取り締まることすら期待されている。医療に携わってこの方、一人では立ち行かない高齢者が直面する問題の解決を、家族はこの私に期待していることに今さながら驚いてしまう。多くの家族は、年老いた親が一人では生きていけないことが分かっていて、親が急病にでもなって問題が病院に移されるのを心の底で待っている。急病はたいていい数日で治癒するが、その扱いの事務処理が遅々として進まない間、患者は病院で数カ月を送ることになる。

私は、医師の役割には限度があると強く言いたい。つまり、私たちの仕事は病気の治療なのだ。それを越えた時——社会が越えさせようとした時——私たちは苦しむ。世論と、メディア、政治家は総合病院をよく批判する。彼らは自らの目で見て、病院に求めるものを考えることで得るものがあるだろう。

死の医療化はゆっくり進んだ。フィリップ・アリエスはその過程のさまざまな歴史的動向を列挙しており、その一つが病院の台頭だった。イギリスとアイルランドのほとんどの病院は貧困者収容施設の診療所として出発した。ジョージ・オーウェルが書いたように、病院は貧しい者が最後を迎える場所だった。コークの聖フィンバーズ病院はそんな施設として発足し、現在は老人病専門病院である。高齢患者たちが「救貧院」に送らないでほしいと私に頼んだことがあったが、昔はそう呼ばれていた。二十世紀半ばまで、富裕層は自宅で病気を治療した――虫垂手術などは民家で外科医が行った。しかし、次第に病院は――とくに市当局の管理から外れた「任意の」病院は――改善され、中流層が診療に行き、最後は病院で死ぬようになった。キッチンテーブルの上で虫垂を切り取るような医療は受け入れられなくなった。アリエスは、病院が死にかかっている人間に係る共同体の役割をどう引き継いでいったかをこう記した。「病院は、世間も家族も見るに耐えない病人を隠せる場所を家族に提供した……死にかかっている人間の寝室は自宅から病院へ移動した」と。

急性期総合病院は、医師と看護師ばかりか設備、装備品、補助的サービスなどの最小限必要なものを大規模に供給した。スタッフォード病院で何が起ころうとも、急病になったら大きな急性期総合病院は安全な場所であり、病気が複雑で命が危ういときはとくにそうだ。家庭医はもう分娩や骨折治療をしない。私立病院には完備された病室があり、美味しい食事と完備された駐車場があるが、急病向きではない。

だから、重病の場合は大きな急性期総合病院へ行くことが最善だが、死ぬところではない。だが、私たちの多くは急性期総合病院で最後の時を迎えることになる。他に良い場所がありますか。

第五章

死亡学《デソロジー》

二〇一三年、私は地元コークのメアリーマウント・ホスピスから講演を依頼された——胃ろう造設術（ＰＥＧ）についてである。講演後、ホスピスの医長トニー・オブライエンに施設内の案内をお願いした。この日は午前中ずっと病院にいたが、病院とこの施設の差はあまり感じられなかった。新しいホスピスは何十年もの募金で建設されたもので、アイルランド経済は破綻したものの、どうにか完成した。全貌を伝えきれないほど素晴らしい建物である。明るく、ガラスと磨き上げられた白木造りで、豪華ホテルと多国籍企業本社の中間のようだ。東京の国立がん研究センター中央病院に勝るとも劣らぬ印象的な建築物だった。秩序と人間味に溢れている。ストレッチャーの混雑も、変な臭いもない。巨大な吹き抜けの空間は多種類の植物で埋められ、水が流れている。全室がバス・トイレ完備の個室である。明るく風通しのよい礼拝室がある。美容室と、趣味の教室、自然治癒志向の人のための部屋もある。職員も生き生きし、緩和ケアは研修生の募集にも問題はない。

新設のホスピスは上級の死の印象を与えているが、トニー・オブライエンは、ホスピスが「豪華」な死を提供するという考えに敏感である。ホスピスには常に四十人の患者がいるが、総合病院と共同体にはその十倍がリストに載っていると私に言った。緩和ケアは死が近い人間のためだけの医療との考えにも憤慨し「私は生きている人間と死にかかっている人間のお世話をしている」と言った。その通りである。緩和ケアの医師は、確かに死が近い人間の世話をするが、治療不可能な慢性病の患者たちの世話もしている。

だが、常にこうではなかった。緩和ケア、またはホスピス医療はシシリー・ソンダースという女性の発想から生まれた。ソンダースは看護師の勉強をしたが、外科医のノーマン・バレットから、死が近い人の医療に携わりたいなら医学を勉強すべきだと忠告され、医師の資格を取った。死の近い人間を見捨てたのが医師だったからだ。彼女は死の床にある人間の医療について、当時としては急進的考えの持ち主であり、ロンドンに初めてのホスピスであるセントクリストファーズを設立した。初めの頃、ホスピスは末期癌の患者がほとんどで、当時は「終末期医療」として統制されていた。病院医師はこのような専門分野の必要性を疑問視し、消極的だった。医師らは、自分たちの欠点に基づく判断であることを（正しく）認識していた。緩和ケアは、死が近い人間の医療をどうしても改善したいとの思いからできた。トニー・オブライエンをはじめ代々の緩和ケア専門医はセントクリストファーズで教育を受けた。トニーは一九九〇年代初めにコークへ戻り、市の中心部に近い、つたのからまるビクトリア風建物のメアリーマウント・ホスピスの職員になって、この地で最初の緩和ケア専門医になった。

　新しいメアリーマウント・ホスピスが、死が近い人々に穏やかで、端正な、洗練された環境を提供していることは、医学通でなくてもすぐに分かる。とはいえ、死者数は急性期病院の方が十倍多い。これはホスピスのベッド数に限りがあり、収容人数が足りないせいもあるが、病人や死が近い患者の側がホスピスというやや新しい形態を受け入れようとしないことの反映でもある。それはつまり、ホスピスの患者は、どっちみち救いようのない自分の状態と、遅かれ早かれ死ぬことを受け入れているということだ。私の患者の多くは受け入れたがらず、決断したがらない人たちで、決断したときはすでに遅く、急性期総合病院で死んでいる。トニーはメアリーマウントの患者の家族の中には、新聞の死亡欄（アイルランドでは非常に重要）にホスピス名を挙げない家族がいる。ホスピスでの死がまだ何となく恥ずかしいからだと言った。

　ホスピスは急性期総合病院より心地良いと言われる必要がある。死が近い患者がホスピスの形態を受け入れたときは、別の医師が大仕事――つまり、将来の期待の変更――をすでに行っている。ホスピスに入ると、もう集中治療室も、検査も、化学療法もない。ホスピスの医師は総合病院の医師ほどがむしゃらに仕事をしない。彼らの職務内容説明書に「救命」は入っていない。ホスピスの環境は静かで、清潔で、落ち着きがあり、みすぼらしさは微塵もない。

　しかし、死が近い患者のほとんどはホスピスを受け入れようとせず、大方の人は急性期病院や養護施設で死んでいる。一部の患者にとってホスピスは降伏、すなわち「放棄」と同等なのである。

以前、不治の進行癌を患う高齢の男性患者がいた。ある朝、私は患者に会いに行って、患者と息子と話をした。死は確実に迫っていた。ホスピスに入る方法もあると示唆してみた。息子は外で話をしようと言って、外に出てからあきれたことだと言った。私は患者の前では、あえてM（メアリーマウント）という言葉を使っていた。人によってはホスピス名を口にすることさえ難しい。私はひたすら謝るしかなかった。

死が近い患者が、エリザベス・キューブラー＝ロスの五段階（否認・怒り・取引・抑うつ・受容）をきちんと辿るようには思えない。多くの患者は否認しない。中には最初から抑うつになる患者もいる。逆を辿る人もいる。五段階をまったく示さない人もいる。ホスピス医療は病院とは異なっており、多くの患者はホスピスの形態に馴染もうとしないか、馴染めない。個別の腫瘍学からホスピスへの移行は大いなる文化的跳躍である。例えば、スーザン・ソンタグやクリストファー・ヒッチェンズがしていただろう跳躍ではなく、それ以降の跳躍である。

自宅で死ぬことは幸せか

自宅で死ぬことは中流階級の一つの理想になっているが、誰にでも相応しいとは言えないかも知れない。病気による失禁、意識の混濁、恐怖、苦痛の負担を自宅では対処できない患者と家族たちは多い。二〇一一年に亡くなったアン・マクファーソンは家庭医で、自殺幇助の推進者として知られていた。マクファーソンは膵臓癌で死亡したが、娘で皮膚科医のテスは（自宅での）母親の死のことを『ブリティッシュ・メディカル・ジャーナル』に掲載している。

臨終の日、母の呼吸に変化が現れ、医師はシリンジポンプの用意をした。看護師は母がもうじき死ぬことを説明した。私たちは母のそばにいた。それが母の願いだった。亡くなるときの母の身体は最期の闘いをしているように、最期まで喘いでいた。忘れられない断末魔の震えがあり、私の周囲には母の身体から出た液体が流れていた。母はこの状態を望んでいなかった。母は以前こういう状態を見ており、患者と家族には見せたくないと考えていた。簡単なことだ。精神的に健全な末期患者には、私の母に許された以上の尊厳死の権利を認める法改正が必要である。

法に対する見解がどうあれ（後ほど検証する）、アン・マクファーソンは自宅ではなく、ホスピスで死ぬべきだったとするこの記事を読んで驚いた。家族に医師がいることは必ずしも長所ではない――皮膚科はそういうことには理想的な職業ではないかもしれない。マクファーソンの娘さんがはっきりとホスピスへの入所を求めたときは、状況を客観的に判断できず、自宅介護に重圧を感じていたのかもしれない。アン・マクファーソンに必要だったのはホスピスへの入所であり、法改正ではなかった。

マクファーソンの死後、レイモンド・タリスが自殺幇助のための医療専門家集団（Healthcare Professionals for Assisted Dying―HPAD）の団長になった。タリスは、死が近い人の中には「最大限の緩和ケアを受けていても苦痛が耐えがたい」人たちが少数だがいると考えている。飲食を断ち、鎮痛剤投与を続けるのは、自殺幇助の禁止のためにとられる方策であり「臨床上、倫理上、そして法律上のごまかし」であると主張する。私はタリスをとても尊敬しているので、彼に反対するのは心苦しいのですが、医療の最前線で三十年以上過ごした私でも「幇助」できたらいいと考えた患者は、一人もいなかった。

二〇一三年十月、義父が自宅で亡くなった。秋になって体調が急変し、地元の家庭医の看護師が居間に病院用ベッドを設置した。義父はそこへ移り、二週間後に死んだ。私の妻は父親が病気になってから週末ごとにスコットランドへ通い、死が近づくと実家に留まった。義父が死ぬ二日前、私は二人の息子を連れて妻の実家を訪れた。到着したときにはモルヒネの投与が始まっていた。苦痛だけでなく恐怖を和らげるためにシリンジポンプからゆっくり、着実に送られていた。私たちが到着したときは半分意識があった。義父はさらに二日間苦しみ、呼吸がだんだん苦しそうになっていった。度々無呼吸（呼吸の一時停止）になった。息が絶えたとき、はじめは、また無呼吸になったのかと思った（死の間際のこの呼吸のパターンをチェーン・ストークス呼吸といい、ダブリンの二人の医師がその特徴を述べた）。

義父は自宅で死ねたが、望んでいたかどうかは分からない。かつては何でもできたおじいちゃんの衰弱した姿を孫に見せたくなかった。病気になって気持ちが落ち込んだことが幾度もあった。義母は憔悴し、途方に暮れ、最後まで付き添っていた。義父が自宅で死んだのは、近くにホスピスがなく、総合病院の指定病棟しかなかったので仕方がなかったという事情もあった。

イギリスとアイルランドでは、ホスピスで死ぬ人はごく僅かだが、アメリカでは国民の半数がホスピスで最後を迎える。やはり最大の理由は金《マネー》である。今では有名だが、マサチューセッツ総合病院で、肺癌のステージⅣの患者を無作為に選んで二つの治療法を行う研究をした。患者の半数には標準的な癌治療を、半数の患者には標準治療と緩和ケア（ホスピス医療）を併用した。標準治療と緩和ケアの併用患者には、あらゆる点で好ましい結果が出た。化学療法が早く終了し、早めにホスピスへ入所し、死の間際まで医療介入や集中治療はごく僅かですみ、平均二五パーセント長生きした。アメリカの医療保険会社——この種の話ではいつも悪者——が関心を持ったのは、標準医療と緩和ケアの併用患者の保険料の支払いがかなり少なかったことだ。保険会社は、今では顧客に終末期のホスピス医療を勧めている。

二〇一三年の『米国医師会誌（JAMA）』に発表された研究では、二〇〇九年の医療受給者の三三・五パーセントが自宅で最後を迎え、二〇〇〇年比一〇パーセント増であった。四二パーセントがホスピスで（二〇〇〇年の約二倍）、二四・六パーセントが病院で死亡した（二〇〇〇年は三二・六パーセント）。しかし、良いニュースばかりではない。

……最期の一カ月間の集中治療室の利用率は増加し、二〇〇九年に最期の一カ月間に集中治療室を経験した死者の比率は二九・二パーセントであった。他の終末医療の変化を示す数字では、二〇〇九年の死者の一一・五パーセントが死の直前の三カ月間に三回以上入院した。ホスピスの利用は増加したが、それら死者の二八・四パーセントがホスピスを利用した日数は二〇〇九年は三日未満であった。これら短期滞在の三分の一は最期の一カ月に集中治療室に入っていた。

死が近い人は最期の三カ月間に一つの医療施設から別の施設へ平均三回「移って」いた。一四パーセントの患者は最期の三日のうちに移った。これらのデータから導かれる結論は、死んだ場所は分かっても、どんな医療だったかはほとんど分からないということだ。これらの統計は、私が責任の負の通貨と呼ぶ現象をも反映していると思う。手持ちが少ないほど良いのである。医療専門家（とくに医師）の行動の主な動機付けの一つがこの通貨の回避である。今や相当な重荷――知られたくない私たちの秘密――は、レイモンド・タリスの「耐えきれないほどの責任の重さ」という印象の強い言葉によく表れている。

尊厳と対話

緩和ケアでは、他の専門医療とは違って、単なる症状コントロールよりも幅広い役割を連想させる言葉を使う。過去には、形而上学的問題とも言えることを蔑ろにして、症状コントロールが強調され過ぎることに批判があった。北米の緩和ケア医師は、死が近い患者たちの「尊厳にかかわる苦悩」の原因を測定するために「患者尊厳の評価指数（Patient Dignity Inventory—PDI）」による形而上学的問題の定量化を試みた。指数値は、患者の生活、回復度、要望、恐怖などを網羅し、尊厳療法の基礎づくりに使用されることになっている。カナダ人医師のハーベイ・マックス・チョチノフによれば「尊厳療法は熟練した繊細な医師が、一連の主要な質問に沿って、患者に応じて柔軟に実施すべきである。臨床面接では意見表明を助ける方法を取るが、患者個人の要望は治療過程で最も重要である」。「患者尊厳の評価指数（ＰＤＩ）」は次の五項目から成る。

一．症状の苦痛（身体的苦痛の症状、気落ち、心配、不安、未来への不安、物事を明確に考えられない）。

二．実存的苦痛（容貌の変化に対する感じ方、今までの自分ではない、価値の喪失感、自分はもう重要ではない、生きる意味や目的を喪失、自分は重荷である）。

三．依存性（日常生活を送れない、身体の不自由、私生活のなさ）。

四．心の平静（無意味な行動、道半ばの感覚、宗教的な慣習への関心）。

五．社会的支援（友人や家族の支援のなさ、医療関係者からの支援のなさと、敬意のなさ）。

並大抵のリストではない。死が近い人との会話のほとんどは、一番目にある症状の苦痛を越えられない。患者との会話でそこまで行けば幸運である。もし私が死が近い患者だとしたら、どれほど「熟練した繊細」な質問者でも、医師とこういう話をしたいと思うだろうか。医師が問う質問かどうか全く確信が持てない。患者が遺産や信仰について悩んでいるとしても私と関係があるだろうか。そういうことは「熟練した繊細な」医師の介入なしに家族、親しい友人、それに（おそらく）聖職者と話すべき悩みである。一九七〇年代半ばに遡ると、フィリップ・アリエスは、（当時の）新しいホスピスの動きは、それまでは家族と神父の領域だった役割と機能を引き継ぐつもりなのではないかと考えた。

尊厳療法《ディグニティ・セラピー》はもう一つのアメリカの動向である「対話療法《ナレイティブ・セラピー》」と緊密に関係している。対話療法の名付け親は、ニューヨークのコロンビア大学医療センターの臨床医学教授リタ・シャロンである。対話療法のプログラムには「使命記述書《ミッションステートメント》」がある。「対話療法は認識し、吸収し、代謝し、解釈し、病気について語る対話能力で臨床診療を強化する」。

対話医療の動きがあるように、緩和ケアはときによって言葉を変える。それは、既述のとおり、病院付き司祭のピーター・スペックが述べたように、うんざりするほどの熱心さ、つまり「親切の押し売り」である。M・K・カーニーらによる『終末期医療に携わる医師の自己管理（Self-care of Physicians Caring for Patients at the End of Life）』は医療関係者の燃え尽き症候群を防ぐために、医療現場での何らかの自覚の実行を推奨している。「手洗いの最中に『普遍の生命力によって私に患者と同僚を憐れみと、忍耐、尊敬で接することができますように』とつぶやく……毎週各チームが集会の冒頭で三十秒間黙禱するか、交代で詩を選んで朗読すること」。

イヴァン・イリイチは死の医療化に怒った。彼は、医師が聖職者まがいの役割を帯び、昔は「医療」ではなく「心」の問題とされていたことを引き受けて尊厳療法や対話療法が出現したことには驚かなかっただろう、と私は思う。イリイチが現代の科学医療を「巨大な世界宗教体」と呼んだことは示唆に富んでいる。

悪い知らせを告知する

「告知」は、現代では特別な技術で、緩和ケア専門医が行うことが最善とされている。この主張の中には、緩和ケアの医師と関わるためには、患者が致命的な病であることを知っていなければならない、という逆説がある。既述のとおり、患者を腫瘍専門医に会わせる場合、癌の告知は私がすることになる。悪い知らせを伝えるのに良い方法はないが、悪い方法はいくらでもある。私の場合は、長年の試行錯誤の結果、全員――患者本人、家族、看護師――を一堂に集めることにした。なるべく静かな部屋を選ぶ。同僚によれば「内容より雰囲気が大事である」。多くの家族はこの段取りに落胆する。家族は、まず自分たちにありのままを包み隠さず話した上で、患者には内容を吟味して必要なことだけを伝えてほしいと言う。家族が個別に詳しく話してほしいと頼むことも珍しくない。関係者全員が同じことを聞くことが何よりも重要である。そうすれば齟齬《そご》や、混乱、争いが起きるのを防げる。知らせに良し悪しはない。つまり、受け取る側のとらえ方次第だ。例えば、重病患者は短い予後を「良い」知らせと受け取ることがある――終末が分かる。「悪い」知らせはだいたいすぐに忘れられるか、拒絶される。辛い会話の翌日には、何事もなかったかのように私に話しかけてくる患者が何人もいた。

アトゥール・ガワンデは、自分の病院であるボストンのブリガム・アンド・ウィメンズ病院の緩和ケア専門医スーザン・ブロックと面談した。「ブロックは終末期医療の患者と家族の扱いについて医師などへ研修を行う、米国内では有名なパイオニアである。『家族との面会は〈手順〉であり、これには手術と同等の力量が必要なことをご理解下さい』と言った」。この主張が利己的な点はさておき、由々しい傾向を示している。つまり、ブロックのような緩和ケア専門医が、辛い会話をするための訓練に熟達した最適任者であるとの考えである。私が思うに、これは教わることではない。患者の数ほど辛い会話の数がある。長年の医師経験を通じてのみ分かる個々の謎なのだ。

私は『ニューヨークタイムズ』が二〇〇九年に緩和ケアを取り上げた記事で、同じことに気づいた。記事になった有名人は、アイルランド人で緩和ケア専門医のショーン・オウマハニーである。記事の執筆者アネモナ・ハートコリスは明らかにオウマハニーに心酔している。つまり「オウマハニー医師は、パリッとしたボタンダウンのシャツが好みで、白衣は着ない。患者に対する態度は軽い冗談から、熟慮の末の中立まで幅広い。不気味なほど映画『ブリット』(原文のまま)のスティーブ・マックィーンに似ている」とある。同記者は続いて癌患者との出会いについて書いている。

デボラ・ミグリオリは、車椅子で小会議室に連れて行かれた。赤白のパジャマを着て大きな金色の輪のイヤリングをつけ、あだっぽさがある。五十二キロあった体重は約四十キロに落ち、顔はやせ衰え、悲しそうな目は垂れ下がっている。

ショーン・オウマハニー医師が患者への告知のために入って来た。彼女の症状は思った以上に悪く、予後は期待できなかった……

精神分析医であり、探偵でもあるオウマハニー医師は、話しつつきっかけを捉えて決断した。

大方の医師は悪い知らせを伝えるのがうまくない。長年の調査から分かることだが、それは、医師の訓練は生命を救うためのものであって、生命を終わらせるためではないからだ。だが、ブロンクスのモンテフィオーレ医療センターで働くオウマハニー医師は、死を一生の仕事とする緩和ケア専門医である。彼らは告知の仕方を研究し、何度も何度も繰り返している。緩和ケアの医師たちはどういう人間が伝えやすいかの原則を知っている。どういう人間が泣き寝入りしやすいか、また、どのタイミングで心肺蘇生措置拒否（ＤＮＡＣＰＲ）指示を持ち出すべきかを心得ている。

デボラ・ミグリオリの担当医は、ショーン・オウマハニーがカリスマ性のある腕利きの緩和ケア専門医だからといって、なぜ告知といういやな仕事を任せたのか私は不思議に思った。この辛く、ときには不愉快な仕事を、それまで患者とまったく繋がりのない医師に任せるということはとんでもない職務怠慢である。そうなったのは、アメリカの腫瘍専門医は、あくまでも前向きで楽観主義であることを患者に期待されているからではないかと思う。なんとアメリカ人は告知を辛い会話に長けた「死亡学」の専門家に任せているのだ。

ブラックボックス

シリンジポンプについては大きな混乱がある。死が近い患者の家族は「ブラックボックス」の設置を一般に死の前兆と見ている。シリンジポンプは単なる薬剤投与のための機器であり、それ以上のものではない。一般的には、鎮痛剤（普通はモルヒネ）、鎮静剤、余分な分泌物を減ずる薬を混合している。死を早めるものではない。医師が「諦めた」ことでもない。トニー・オブライエンは、親族がうっかり本音を喋ったことを覚えていた。「先生、〈銃〉を、いや〈ポンプ〉を始めるつもりですか」。

家族がそう考えるのも無理はない。シリンジポンプは死を早めるものではないが、これに繋がれた患者が四十八時間以上生きることはまれである。設置後はかなり不思議である。患者は通常、安静で、意識のあるなしを繰り返す。ふつうは家族が寝ずの番をする。「苦悶」という言葉は、現在では、自分が応援するサッカー・チームが最終戦の延長時間で敗れたときのファンの気持ちとか、歯科治療のある種の機器がもたらす痛みを表すのに使われる。ジェフリー・ゴーラーは本来の意味でこれを使った。「知人たちに尋ねると、六十歳以上で、近しい親族の苦悶を見たことがないという人は一人もいない。三十歳以下で似た体験をしたという人には心当たりがない」と。医師は死が近い患者の不規則で困難な呼吸の表現に「苦悶に近い」という言葉を今でも使用している。既に述べたが、こういう呼吸はチェーン・ストークス呼吸とも言う。古風なキリスト教信者は十字架の苦悶を観想する。普通の人々の臨終の苦悶は、かつては謎めいて、荘重で、畏怖を感じさせるものだったのだ。シリンジポンプは臨終の苦悶から痛みや恐怖を軽減するか、すっかりすべてを消し去ってくれる。

全部もとへ戻す

医学教育はまだ症状と治療に焦点が当てられており、「結果」つまり、治療の結果は重視されていない。私の仕事上を例に挙げれば、肝疾患で入院した患者の死亡率は高い。だが、教科書では、患者（主に若い人）が死にかかっているときに直面する複雑な感情と倫理的問題については何も触れていない。書籍も新聞もこういう問題と向き合うことを恐れているようで、それをやったら失敗を認めることになるからだろう。

死が近い人間の医療を医師の仕事の中心に戻さねばならず、緩和ケア専門家がいかに思いやりと、直観力、カリスマ性があるとはいえ、彼らだけの限られた専門分野になってはならない。それに、患者をよく知る医師が手を下す現実的な医療であるべきだ。死が近い人間には、善意のこもった焦点を定めない同情以上のものが必要である。例えば、肝臓病で死にそうなときは非常に複雑で、不測の事態や合併症（出血、腹水など）があるので、肝臓専門医による治療が最善である。この事実に専門家団体も気づき始めている証拠がいくつかある。例えば、「イギリス肝臓病学会（the British Association for the Study of the Liver）」は、緩和・終末期医療が、治療法が不明な病気に対する医療上の必要の一つであることを認めた。私は緩和ケア専門医の同僚からの意見を歓迎し、つねに求めているが、死が近い患者を追い払おうとしてそうするのではない。

逆説的だが、患者は死が近づいているとき、担当医を最も必要としている。多くの医師たちのように、私もかつては回診の際に、死が近い患者のところで看護師に「異常ない」ことを簡単にチェックし、急いで次に回ったことがあった。患者が心肺蘇生措置拒否（DNACPR）のときは、医師の回診数が減るという調査結果もある。医師が「失敗」を認めることを恥じているかのようである。もちろん、ばかげているが、これは医師がどのような教育を受け、先輩から何を学んだかを反映している。さらに、死にゆく者が求めるのは同情だけではなく、現実的なこともある。それは、苦痛の緩和はもちろんだが、かゆみや、むかつき、息切れ、恐怖からの解放である。緩和ケア専門医は症状の緩和には熟達しており、患者は担当医に強い信頼を寄せる傾向がある。三十年前に私が医師になったとき、家庭医が入院中の自分の患者に会いに行くのはあたりまえだった。現在ではそういう話をほとんど聞かないが、恥ずべきことだ。というのは、病院職員が長年その患者と付き合いのある医師から患者のことが聞けるからである。

私はホスピス医療という考え方を支持する。しかし、「緩和ケア」はすべての医師がすべきことの中心にあるべきと考える。私たち医学の技術を身に着けた者が、思考や治療方法に行き詰まって、死の専門家に任せることであってはならない。「告知」と「辛い会話」は医療の一部であり、それらの専門家に任せるべきものになってはならない。私はスーザン・ブロックやショーン・オウマハニーほどの熟練、あるいは繊細ではないかもしれないが、私の患者は私から話を聞くべきである。患者をいちばん良く知っている医師——担当医——が死までの道に付添い、死の友《アミカス・モルティス》になるべきだ。

数年前、六十代半ばの男性が、胸の痛みと息切れを訴えて緊急入院し、私が担当医になった。男性は郊外に一人で暮らし、癌の治療中（放射線療法と化学療法）だった。この治療は癌専門家集団による特別チームが判断を下したもので、外科医、放射線専門医、腫瘍専門医などで構成されていた。胸部X線を撮ってみると、両肺に癌が広がっていた。回診の際に男性は、病状はどうか、X線の結果はどうだったかと質問した。私がそれを伝えると、彼は「どういうことだ」と私に尋ねた。「治癒の可能性はほぼ一〇〇パーセントだと言われた」。彼は数カ月間治療を受けていた医師たち（特別チーム）に見離されていたうえに、彼らがいやな告知を二日前に出会ったばかりの医師に押し付けていたことに愕然とした。

お気持ちは分かります——共感と親切

大学医学部にはいまコミュニケーション能力と共感力の養成が求められている。だが、共感は教えられるものだろうか。対話医療はそう主張している。実際に行われている対話医療の一例として、リタ・シャロンは、シャルコー・マリー・トゥース病（訳註　遺伝性の末梢神経病の一つで、四肢遠位筋の萎縮、筋力低下が主徴）を患う女性との出会いを挙げた。女性の七歳の息子が病気の兆候を見せ始めたことを知り、シャロン医師は話を聞きながら「悲しみで胸がいっぱいになった……医師は、すべてを変えてしまう病気、その意味、その主張、その不公平さ、そして病気と立ち向かうためにどれほど勇気がいるかを患者とともに悲しんだ」。シャロンは次に訪問した際に、自分の過去の出会いについて記したものを患者に与え、患者は「医師が自分の苦しみを理解してくれたようで気持ちが楽になったこと」を報告する。シャロン医師の崇拝者は「彼女は異次元の力を発揮して話を聞いてくれる」と口をそろえる。対話医療の専門家と学生は、臨床相談を、個々の人生と、文化、民族、性別、経済状態など複雑な背景をもつ物語として見るように促される。学生は「語る力」の技術を教えられる。病気の体験例を文学に探し求める。読書チームは学生や医師に自分の患者や仕事についての物語を書くよう指導し、さらに——リタ・シャロン流に——患者にも自分が書いたものを読ませることもある。

対話医療の動きは医療人間学の分野では傑出している。しかし、対話医療は、その独断と、自負、おかしさ、奇妙な聖書じみた言葉遣いのために、医学界では多くの嘲りや軽視を招いている。医師には、その核心である仕事から離れて、未知の領域である精神的な相談相手や、社会福祉士《ソーシャルワーカー》、人生の指南役、友だちの役割を引き受けてはどうかと促している。脆弱な患者は医師に非現実的な期待を持ちやすく、その希望は落胆に終わるだろう。負けるのは患者だけではない。感じやすい医学生は、リタ・シャロンのような超人的な共感に及ばないと、自分は落第だと感じるかもしれない。「悲しみで胸がいっぱいに」ならなかったり、患者とともに「悲しめ」ない医師は、「対話能力」の訓練に耐えるよう促されるかも知れない。医師たちは、礼儀と、尊厳、親切をもって患者を扱うべきである。医師たちはときには及ばないこともあり、現代医療の過度の緊張から、やさしさを見せられないこともあるだろう。対話医療で無理して共感を示そうとすると、患者と医師の関係が安っぽくなり、損なわれ、ぎこちなくなると医師は感じかねない。とくに高齢で、厳格な患者は医師とのこうした交流を不作法で、出過ぎたものと思うかもしれない。

「共感」とは他人が感じていることを感じられることであり、もちろん、一般的には、私たちには不可能である。親切はちがう。例えば、共感しなくても親切にはできる。親切はより正直な表現手段である。スタッフォード病院の医療に最も欠けていたものが、親切だったのだ。

私は急性期病院で数多くの死を見て来たので、自分の時が来たら、ホスピス医療を心から受け入れてメアリーマウント・ホスピスの穏やかな医療に身を置くつもりである。自然治癒療法と運動療法を喜んで受け入れるつもりでいる。体力があれば、趣味の教室にも出たい。神に祈りもする。モルヒネが必要になればすぐに頼む。だが、医師に自分の抱える不安について尋ねたり、自分の心に共感を求めたりはしない。

緩和ケアは――医療全般についても――死の「医療化」と批判されるが、ある程度の医療化は必要である。正しい薬の使用と苦痛の緩和は、医師（とくに緩和ケア専門医）が死が近い患者の医療に当たる際の技能である。私が問題にしているのは、その過剰医療である。緩和ケアはシシリー・ソンダースがセントクリストファーズにホスピスを開設して以来大きな業績を残してきた。数多くの人々が苦痛から解放されてきたが、それが一般的になったのは比較的最近のことだ。しかし、緩和ケアはなぜか医療の主流の外にあり、医療の内側にはない。

最近、私は旧友と食事をした。彼女は長年緩和ケア専門医として働いたが、自分の専門について相反する感情を持っている。「『良い死』という考えは望ましく、かつ可能だとする議論が際限なく続いている。だが、『良い死』という考えは主観的であり、よく理解されておらず、一般化できる概念ではないのではないか。どう死ぬかは、どう生きたかを映すものであって、緩和ケアが『良い死』をその事業の目的に据えたのは間違いだろう」。彼女はこうも言った。一九八〇年代末にこの専門に入ったとき、この分野の成功は結果的にその消滅に到るだろう、と。すべての医師が死が近い人間の医療と、治る見込みのない病気の患者の苦痛の緩和について適正に教育されれば、緩和ケアの専門家は必要なくなると悲しそうに語った。「私は間違っていた。緩和ケアそれ自体は大きな力を発揮してきた。苦痛の緩和という点では大勢の人々に多大な実績を上げてきたし、これからもそうだろう。だが、問題はある。緩和ケア専門は、どう死ぬかだけを知り尽くしている分野なのである」。

第六章　有名人癌病棟

　つい最近まで、ほぼ例外なく癌などで死ぬ人たちをホスピスが看護していたことを考えれば、癌による死は他の病気で死ぬのとはわけがちがう。もちろん、癌で死ぬのは心臓病や肺気腫で死ぬより不幸だということではない。それどころか、癌で死ぬのは他の病気で死ぬより〈まし〉かもしれない。アイルランドのホスピス協力病院のプログラム「病院における終末期医療の基準」が監査結果の概要を公表した。「アイルランドの病院には、病気による死に序列がある。最上位から最下位までの順序は、癌、循環器系疾患、呼吸器系疾患、認知症・老衰である」。『ブリティッシュ・メディカル・ジャーナル』の元編集者リチャード・スミスは、二〇一四年に同じ見地から「癌治療のために何十億ポンドもの浪費をやめる」べきだと示唆した。

　病気の中で最も怖れられる癌は、口に出すのが憚れていて「ビッグC」と呼ばれた。現在では癌はしょっちゅう耳にする。私たちは「関心を高め」るか「癌との闘い」への寄付を促されている。

有名で、裕福で、有能な人たちも癌になり、彼らの体験は患者や癌の克服者に共有されている。表現も違ってくる。闘病中の人たちは「闘い」が期待されていて、死ぬと「闘いに負けた」と言われる。癌は宇宙からの侵入者のように見られ、「拡散」、「転移」、「浸潤性」、「悪性」、「侵蝕」などの用語にそれが表れている。さらに、癌はタバコ、飲み過ぎ、悪食、太り過ぎなどによるとされて、自分の不名誉にもなる。癌は他の病気や死亡より怖れと空想を生みやすい。

サイモン・ホガートは、二〇一〇年六月に膵臓癌と診断された。『ガーディアン』の議会担当記者のホガートは、機知に富み、BBCラジオ4の『ニュースクイズ』の司会を務め、『スペクテイター』にワインについての面白い記事を書いていた。父親のリチャードはサイモンの死去の三カ月後に他界したが、著名な学芸評論家で、有名な『読み書き能力の効用（*The Uses of Literacy*）』（一九五七年、晶文社より邦訳）の著者である。サイモンは才能がありながら、父より浅薄なものにエネルギーを注いだ。

膵臓癌の予後は厳しく、ほとんどの患者が診断から一年以内に死ぬ。ホガートの癌は診断時にはすでに脾臓と両肺にまで広がっていたが、ロンドンの王立マースデン病院で〈最先端〉医療を受けて三年半生存した。ホガートは病状を公表しない異例の決心をした。娘のエイミーは父の死後『ガーディアン』に記事を寄せた。

「冗談が分からなくちゃ」が執筆についての父からの最大のアドバイスでした。結局、治療中に出会った有名人からヒントを得て「有名人癌病棟」というテレビ番組を思いつきました。父が司会を務め、毎回、協力してくれる有名人の回復状況（原文のまま）を追跡するつもりでした。当然、これは真面目に取り上げられませんでした。でも、こうして活字にしていますから、もともと誰の発想だったかお判りでしょう。製作されていれば、の話です。

そういう番組の製作はあり得ただろう。実話番組では、娯楽として提供されるとは思わなかった体験まで取り上げられるようになり、プライバシーや尊厳が犠牲になることに驚く。ホガートは病気で制約を受けるのをよしとせず、わざとジョン・ダイヤモンド、フィリップ・グールド、クリストファー・ヒッチェンズ、ジェニー・ディスキーなどの有名人の癌患者を追っかけまいとしたのだ。「痛みを耐えて微笑む癌の犠牲者サイモン・ホガートと思われたくなかった」のだ。

クリストファー・ヒッチェンズ「極端で、子供っぽい望み」

クリストファー・ヒッチェンズは、三十年以上、多忙なジャーナリストで有識者であり続け、二〇〇七年に『神は偉大ではない（*God Is Not Great*）』を出版して世界的に有名になった。「ヒッチ」はそれ以前から長年文壇や政界を闊歩してきた人物だった。彼はヘンリー・キッシンジャー、ビル・クリントン、マザー・テレサなどを批判する、挑発的な論客だった。頭の切れる論客で当意即妙の受け答えができた（サイモン・ホガートは、ヒッチェンズが駆け出しの頃「話すように書けばいい」と忠告した）。一九八〇年代にアメリカへ移住した。『神は偉大ではない』の成功後、有名人で無神論者の知識人サークルに加わった。リチャード・ドーキンスは尊大で、ユーモアに欠け、威張り屋に見られたが、ヒッチェンズの機知と並外れた能弁、生意気さにはドーキンスの敵対者でさえ感心した。一貫性に欠け自己矛盾はあったが、一瞬の疑いも許さなかった。

ヒッチェンズが食道癌と診断されたとき、大きな驚きはなかった。喫煙と大酒という二つの重大な危険因子を素直に認めていた。「ロウソクの両端に火をつけて燃やせば明るい光を放つのは当然……私は予見できたし、自分でもうんざりする平凡なことに屈した」と述べた。「道楽好きなボヘミアン的生活」は二〇一〇年六月、回顧録『ヒッチ22（*Hitch-22*）』の宣伝旅行中に、ついにしっぺ返しを受けた。ホテルの部屋で急病になり（「身動きできなくなった」）、最寄りの救急病院へ運ばれ、食道癌のステージⅣと診断された（「ステージⅣの問題は、ステージⅤがないことだ」）。癌は両肺と首のリンパ節に拡散、つまり転移していた。診断後、ヒッチェンズは長年寄稿してきた『ヴァニティ・フェア』に自分の病気について連載した。記事は集めて編集され、夫人のキャロル・ブルーと編集者のグレイドン・カーターが感動的な賛辞を寄せ、刊行された。この小冊子の題は『死ぬべき運命（Mortality）』である。

進行癌と治療に関するヒッチェンズの考えは、懐疑の名人にしては柄にもなく楽観的だった。死ななかったことに感謝する一方で、自分の進行癌は生存統計の釣鐘型の曲線（正規曲線）の右側にあると最後まで信じ続けた。彼は宗教の信者たちが超自然的なものや、死後の魂の存在を信じていることを馬鹿にしたことで有名だが、『死ぬべき運命』で述べた見解はまさしく希望だった。「腫瘍学の取引《バーゲン》とは、見返りに数年の耐用年数があれば化学療法もいいし、効果があるなら放射線でも手術でもするということだ」と書いていた。私は長年、食道癌患者を何人も診断してきた。ステージⅣの食道癌の予後に「数年」はない。経験上「数カ月」がせいぜいである。

ヒッチェンズは「癌との闘い」に否定的だったが、現代のアメリカの腫瘍学に子供っぽい期待を寄せていた。例えば、米国国立癌研究所のスティーブン・ローゼンバーグ博士とニコラス・レスティフォ博士が開発した新しい「免疫療法」を調べてみるよう勧められた。「実は『勧められた』では言い足りない。私は大いにその気になった」。レスティフォ博士に照会すると、博士は熱心だった。「最先端医療と思われるでしょうが、遺伝子工学でつくられたT細胞を使って百人を超える患者を治療して参りました。あなたの場合には、二十人以上を治療した方法が応用できるでしょう」。しかし、ヒッチェンズの免疫細胞は特定の分子（HLA―A2）ではなく、希望は打ち砕かれた。開発中のこの治療法はこのタイプの細胞でなければ効果がなかった。「知らせを受けたとき、忘れられないほど大きな落胆を味わった」。

『六十分間《シックスティー・ミニッツ》』というテレビ番組を見た「五十人ほどの友人」から、食道癌患者の幹細胞による「組織工学の一部が放送された」というEメールが寄せられて、再び希望の光がともった。「医学的に新しい細胞を『育てる』のは可能だった」。ヒッチェンズの友人で分子生物学者であり、敬虔なキリスト教徒で、「ヒトゲノム計画」を率いるフランシス・コリンズは「やさしく、しかし断固として、私の癌は食道から大きく広がり過ぎているためこの方法では治療は不可能だと言った」。懐疑主義で無神論者の期待を裏切らざるを得なかったのは、皮肉にもキリスト教徒だった。ヒッチェンズは、「可能性はぎりぎりでも」、自分の腫瘍のDNAとともに、全DNAの「配列を決定」したいとコリンズに申し出た。コリンズはそのような〈配列〉が行われれば「癌の中の何の変異が成長を引き起しているかを知る決め手になり得る。癌細胞の中に新しい治療法へ導く変異が見つかるかどうかは分からない――つまり、癌研究のまさに最前線にある」ことを認めつつも慎重だった。コリンズは、ゲノム「配列」をしなかったことについて、かなりつまらない理由、すなわち「現在のところ法外な費用がかかる」ことを指摘したのである。『死ぬべき運命』には癌と「闘う」という通念へのヒッチェンズの面目躍如たる打破が書かれている。

人は癌になったのではなく、癌と闘っていると報じられる。幸運を祈る人は必ず闘争的イメージが溢れている。あなたは癌に勝てる。癌に負けた人の死亡記事でさえ、死ぬべき運命との長く勇敢な闘いの末に死んだかのようになっている。心臓病や腎臓病を長く患う人たちについてそういう声は聞かない。

ヒッチェンズは闘うという姿勢を捨てた。「熱烈な兵士や革命家のイメージはまず浮ばない。受け身の自分と無能さに苛まれる。水に溶けた角砂糖のように無力だ」。ニーチェを崇拝する彼は、ニーチェの名言「すべての経験は人を強くする」は戯言だと知った。「残酷な自然界、しかも医療に囲まれた世界では、自分を殺すかもしれないこと、殺さないまでも自分がもっと弱虫になってしまうことがあまりにも多すぎる」。それでも、ヒッチェンズは楽観的であり続け、楽観主義に強く励まされた。「非宗教で無神論者の多くの友人は『誰でも癌と闘えるなら、君にもできる』、『君みたいな人間に癌の勝ち目はない』、『君なら癌は消える』などと励まし、おだててくれた」。妻のキャロル・ブルーと親友のマーティン・エイミスも楽観主義を貫いた。エイミスはヒッチェンズの死から数カ月後に取材を受けた際、彼のニューヨークへの移住を疑問だとした。「あの時点で、クリストファーは〈五年でも十年でも〉生きられたかもしれなかった」。

『死ぬべき運命』は「あとがき」に妻キャロル・ブルーがこう書いている。「夫は治る可能性のある五〜二〇パーセントに入るつもりでした（確率は医師により、また、画像解釈により異なる）」。医師団は食道癌のステージⅣの人間にどうしてそれほどの期待を抱かせたのだろう。ましてや、五人に一人の治癒率とは（これは食道癌患者の全員に生存のチャンスがあるということで、非常に早期の、局所性疾患ならまだしも、両肺とリンパ節に転移した患者には当てはまらない）。キャロル・ブルーは続ける。「病状を偽ることなく、私に生存の期待の幻想を抱かせることもなく、夫は極端な子供っぽい希望をもって治療や統計数字の良い知らせの何にでも反応しました」。

ヒッチェンズは、ニクソン大統領時代の「癌との戦い」のようなばかげたドンキホーテ風楽観主義を思い起こさせた。当時アメリカは月面着陸に成功したところで、次は「ビッグC」と決断した。一九七一年にニクソン大統領は正式に癌との戦いを宣言し、一九七六年には大胆に「完全勝利」を予見した。癌への宣戦布告は死への宣戦布告と同じことである。病気は癌だけでなく他にも何百とあった。ヒッチェンズはジョン・アップダイクの『帰って来たウサギ（*Rabbit Redux*）』（一九七一年、新潮社より邦訳）から、オングストローム氏がふざけて「いずれにせよ、彼らはじきに移植で癌に勝とうとしている。全部取り換えてね」と言うところを引用した。彼は良いことばかり聞かされている。「トゥーマータウン（Tumortown 腫瘍の町の意）では、〈忠告〉だけで死ぬかもしれないと感じるときがある」のである。彼は驚くほど〈自然〉療法を否定する。「私はシャイアン・アラパホ族の友人から親切なメモを受け取った。彼女が知っている部族の薬を用いた者はたちまち死んだそうで、もし原住民から薬をもらったら『できるだけ早く反対方向へ逃げなさい』」と言った。

ある（匿名）大学からの書簡で「魔法のような治療法が見つかる日まで身体を低温凍結することだ」と忠告された。こんな無意味な行為は、キリスト教の復活信仰の気味の悪い現代版であって、ヒッチェンズが見抜けなかったことに似ている。

ヒッチェンズのようにコネのある者は必ずトップの人間と会うよう助言された。「かなりの事情通も、この医師ならば、この診療所ならば、と連絡して来る」（中世の聖堂と聖なる遺物参拝の現代版か）。彼は助言を受け入れたことを認めている。「トゥーマータウンの市民はひっきりなしに救いと救いの噂に攻められる。実際に私は、被災市の富裕な地区にある診療所の大建築を訪れたが、そこでの収穫は、私が既に知っていることの長々しい説明だけだったから名前は挙げない……」。

癌のステージⅣを患う人間だからこそ、故ランディ・パウシュの『最後の講義（*The Last lecture*）』（二〇〇八年）の病的な感傷をやり玉にあげても何とも言われない。カーネギーメロン大学のコンピュータ・サイエンスの教授パウシュは、末期の膵臓癌と診断され、彼の講義がユーチューブで流されてネット上で話題になった。聴衆が総立ちで拍手を送った講義は「子供の頃の夢を実現すること（Really Achieving Your Childhood Dreams）」という題だった。パウシュは腕立て伏せのやり方も実際にやってみせた。ヒッチェンズは感動しなかった。「観客は倫理的に感激を強いられ、きっと恐ろしく不快だろう」。

哲学者の故シドニー・フックは、ヒッチェンズ流反パウシュ論者だった。フックは高齢で病気になり「逆説を考え始めた……彼は史上空前の医療を利用できたと同時に、彼の前世代の人間には耐えられないほどの苦痛に晒された」。フックは心不全と脳梗塞を患い「生命維持装置を切るか、私にそのやり方を教えてほしい」と医師に頼んだ。医師は断り、フックは生き続けた。

フックのエッセイ『自発的安楽死を弁護する（*In Defense of Voluntary Euthanasia*）』はランディ・パウシュの完璧な対抗案である。「まずまず幸福な人生を十分送ったので、生まれ変わる機会を喜んで受け入れたいが、衰弱した八十代の老人に生まれ変わるのはごめんだ」と述べた。フックは脳梗塞になった人間の苦しみを表すのに「苦しいマットレスの墓」という表現を使い、エッセイの最後をローマのストア派の哲人セネカから引用している。「賢者は長く生きればいいのではなく、死ぬべき時を心得ている」と。

しかし、ヒッチェンズは、フックの非介入の立場は取らなかった。癌治療への彼のアプローチは以前の信じる（または、いない）発言との不一致が多いとも言える。『神は偉大ではない』の中では「奇跡の安っぽさ」という手厳しい表現を使った。彼はデイビッド・ヒュームの見解に賛成で、それを次のように要約した。

奇跡とは物事の成り行きを妨害するものだ。奇跡には、太陽が西から昇ることから、動物が突然に詩を朗唱するなどいろいろある。いいだろう。それなら、自由意志には決断もある。奇跡を目撃しそうなとき、可能性は二つ。一つ目は自然の摂理が（あなたのために）一時停止された場合。二つ目は思い違いか、幻想である。

ヒッチェンズはこれをアンブローズ・ビアスの「祈り」の定義につなげた。「祈りとは、自然の摂理が、祈る人間のために一時停止されるように願うこと。自らあるまじき行為を認めること」。ヒッチェンズの友人や医師団は、彼が病気でなかった頃『神は偉大ではない』で述べたことを思い出した方がいい。「嘘をついて慰める者は本物の友人ではない」と書いている。ヒッチェンズは回想録『ヒッチ22（*Hich-22*）』の中で、そんな夢想を酷評していた。「私は錯覚や妄想をすべて否定しようとするし、他人にも否定して構わないと思う。少なくとも、彼らが幻想を抱かないようになるまでは」。

ヒッチェンズがテキサスのMDアンダーソン癌センターで死去したとき、夫人は明らかに覚悟ができていなかった。「突然だった」。『死ぬべき運命』では、気管支鏡検査（気管支の内視鏡検査）が終わり、まだ挿管されていて会話ができないので「治るまでここ（ヒューストン）にいる。それからバミューダに家族旅行しよう」と彼女に走り書きした。夫の死後オーストラリアのテレビ局の取材に応えて彼女は次のように語った。

……死が近いことは医師団にも私たちにもはっきりしませんでした。最先端医療は成功し、癌の進行は止まっていました……医師によれば、夫はこの治療で生存する一パーセントの一人であり、しばらくは現状維持か、せめてもう少し長くもつのではないかと思っていました。非常に悪性の肺炎に罹りました……

取材で、夫人はヒッチェンズがその時「諦めるときかもしれない」と思っていたのかどうかについて尋ねられ、「いいえ、そんな様子はまったくありませんでした。予後が良かったものですから。その後の検査でも画像はおおむね黒っぽく、癌は認められませんでした……」と答えた。

私のクリストファー・ヒッチェンズの癌闘病物語の分析は、味気無いとの批判を受けるのは必定である。その批判に対しては、ヒッチェンズは相手の矛盾をついて有名になった人で、他の人物だったら、私への批判はあり得たかもしれない、と答えたい。ヒッチェンズは相手を攻撃する自由を熱烈に信奉していた。だが、私たちは馬鹿にしたような考えには賛成せず慎重だった。妄想や愚挙だと思う人がいれば、無謀な、子供っぽい望みだと思う人もいる。初めてヒッチェンズの癌が報じられたとき、ネット上では、彼が病気になって改宗するか、しないかという福音教徒の意見が氾濫した。『死ぬべき運命』ではそういう考えを嘲笑った。しかし「死にそうになって命を長らえている」とき一種の信仰を見つけた。幼い頃の国教会への回帰でも、母方のユダヤ教でもなかった。第一級の冷笑家で、神話を暴く人でもあるヒッチェンズは、現代の遺伝学と腫瘍学の儀式に慰めを見出した。

スーザン・ソンタグ——毒杯をおかわり

アメリカの随筆家で、批評家、小説家であるスーザン・ソンタグ（一九三三〜二〇〇四年）はおとなしくお休みなさいを言わなかった。一九七〇年代に、進行性乳癌から奇跡ともいえる復帰を果たし、一九九〇年代には子宮肉腫（訳註　子宮体部にできる悪性腫瘍）に、最後は骨髄癌の一種の骨髄異形成症候群（ＭＤＳ）で倒れた。ソンタグは病気のことを『隠喩としての病、エイズとその隠喩（*Illness as Metaphor and AIDS and Its Metaphors*）』（一九九二年、みすず書房より邦訳）に書いた。息子のデイビッド・リーフが執筆した回想記『死の海を泳いで（*Swimming in a Sea of Death*）』（二〇〇八年、岩波書店より邦訳）はＭＤＳの診断で始まる。ソンタグと息子デイビッドは「Ａ医師」の診察室で悪い知らせを告げられる。

医師は、目の前にいるのが無知な村人の一家のように、ＭＤＳがとくに危険な癌であることをひと言ひと言噛んで含めるように説明した。「私はＡ医師に同情する。「一語一語嚙み砕いて」話すのは、相手が有名な作家だろうが、無知な村人であろうが、そのように告知するよう教えられている」……「どういうことですか。治療法はないということですか」。母はついに、いま思い出しても息をのみそうになるほどの鋭さで尋ねた。間をおき「何もできないのですか」と重ねて尋ねた。Ａ医師は即答しなかったが、その沈黙が何よりも雄弁に物語っていた。

ソンタグはこの診断に納得しなかった。振り返れば一九七〇年代にも、進行性乳癌になったとき、医師団に反駁したではなかったか。彼女は最初ニューヨークで大手術をし、その後フランス人の乳癌専門医を探し出し、新しいタイプの免疫療法を処方された。それがよかったのかどうかについては明らかでない。この治療法が乳癌治療の標準療法にはならなかったので、そうではなさそうだ。

いずれにせよ、驚異的な幸運によってソンタグは科学的医療に揺るぎない信頼を抱いた。また、体験を通じて自分は絶対に負けないという感覚が生まれ、一九九〇年代に二度目に癌に勝ってますます自信をもったにちがいない。「死ぬかもしれないとき、医師のあらゆる予見を無視し、大きな困難や危険をものともせず生きていれば、そこに何らかの意味を付け加えないではいられません」と述べている。科学への傾倒がなかったら、ソンタグは癌の原因について、奇抜なライヒの学説に多少影響されていた。「癌の原因は私にある。私は欲望や怒りを抑え、臆病者として生きた」と。

ＭＤＳと診断されたとき、ソンタグは手当たり次第に関連する本を読んだ。「母の部屋は研究室のようになった……」。リーフは情報を求めて奔走する母の様子を「研究調査に見えて、実態は思い込みに狂奔していた」とありのままを述べている。ソンタグの著書『隠喩としての病』は、病との闘いで軍事的な隠喩を捨てたくて、「そんなイメージを主戦論者へ返して」終わるのだが、リーフは「癌に屈服せず、闘った。頭を使ってがむしゃらに闘っていたら勝てるチャンスがあった」と述べた。ソンタグはスポーツに興味はなかったが、自転車競技のランス・アームストロング選手に執着していた。彼は癌を患った有名人の誰よりも「闘う」ことを重視していた。

アメリカにいたので、ソンタグは主治医をA医師から、ニューヨークの有名な癌病院であるメモリアル・スローン・ケタリング癌センターの、あくまでも積極的なスティーブン・ニマー博士に代えた。ニマー博士は落ち着いて「辛い会話」に対応した。

……問われて、ニマー博士はMDSの恐しさについて率直に語った。事実、博士は、母の生き死ににについてはあえて詳らかにしなかった〈母は何度も答えを引き出そうとし、私にも尋ねるように繰り返し仕向けた〉。博士は、質問の仕方をいろいろ変えながら希望を取り戻そうとしていた……私にはそう見えた……結論を出したのはニマー博士自身だった。彼の個性なのか、長年の経験なのか、あるいは心理学的な読みなのか、それともそのすべてを加味したものなのかどうか、博士は相手が質問「できない」ように話をもっていった。

ニマー博士は、骨髄移植成功の確率は非常に低いのを知っていながら、シアトルのフレッド・ハッチンソン癌研究センターの名前を出した――分かっていたにちがいない。「無駄ではないと信じ、また、母はまだ希望が持てると考えてのことだろうが、こうして治療は始まった」。リーフが述べたMDSに関するパンフレットには、この治療は彼の母には適していないとあった。「重い骨髄異形成症候群のある五十歳以下のごく少数に、同種幹細胞移植後に集中放射線療法と化学療法の両方または一方が考えられる」。ソンタグは七十一歳だったし、客観的な基準から見てこの治療には該当しなかった。ニマーは〈リーフによれば〉治癒には程遠いとしても、やって見る価値はあると考えた。「スーザンは最初から、助かることなら何でもしてほしいと言っていたので、〈彼女がしてほしいこと〉と、何をやるかについて率直に話し合った」。リーフの回想記の出版後、ソンタグの移植に医療保険の支払いが拒否されていたこと、また、シアトルの病院に入院する際に、二十五万ドルの前払金を支払っていたことが明らかになった。

フレッド・ハッチンソン癌研究センターに到着すると「臨床研究部長のフレッド・アッペルバウムが母に生存率の低さを改めて告げに来て……母には大きなショックだった。その晩、母はまだショックから立ち直れず『なぜ彼は私にあんなことを言ったのだろう』と言い続けた」。リーフが簡単な答えをくれた。「どこかで読んだのですが、ハッチンソンは、成功率の低さを告げずに移植して死亡したことで、患者を愛する家族から訴訟を起こされたことがあった」。その一文に現代の腫瘍学のジレンマがある。もし医師が効果のない治療を行わなければ、医師は薄情で、患者から希望を奪って死に至らしめたことになる。治療を行っても、残された家族は、事実を知らせなかったとして訴訟を起こすだろう。いや、実際は三重のジレンマである。効果のない治療を行っても、患者に事実を話せば、患者は「たいへんなショックを」受けることになる。

移植はやはり成功しなかった。結果を告げられたときソンタグは悲鳴を上げた。「それは、私は死ぬということですね」。彼女はどこまでも楽観的なニマー医師のいるニューヨークへ戻った。リーフは明らかにA医師（名前を挙げずにおく）が嫌いで、Aは肥満体で、高圧的で、恩着せがましく、ニマー医師を英雄のように崇拝しているそうだ。「だが、ニマーにしてみれば、成功の確率が高くない実験的療法を試すことであっても、患者のためにできることは何でもするのが医師の基本だった」。

ソンタグの病状は悪化の一途だったが、死を受け入れようとせず、息子は正直に話せなかった。

「予後についての二人の会話は弁護士同士のようになった」。ソンタグは私の言う「手におえない」死だった。「母の死には、息を引き取るまでの数時間以外は気の休まるときがなかった。非常にたいへんで、時間がかかった――死の数日前はまるでスローモーションの動きのように思えた――その過程で品位がはぎ取られたのは母だけではなかった」。

リーフは母と母の死とがうまく噛み合わなかったことを苦々しく思った。「私は正しいことをしたのかどうかよく分からない。気が滅入ったときなどは、希望という毒杯を際限なく注いで事態を悪化させなければよかったと思う」。リーフは自分に厳しい人間で――その機会がなかったと思う。ソンタグ本人は死を見つめることさえも拒絶した。あるとき、骨髄移植が成功した後にしたいことという妄想じみた会話を繰り返していたとき、リーフはとうとう倒れた。「私はついに取り乱し、泣いた。悲しみと同じくらい茫然自失した。『母は本当に現状を知らないのだろうか。自分が生き延びるとまだ信じているのだろうか』と考え続けた」。ソンタグの死後、ニマー医師は悲しみにくれる親族のようなEメールを送って来た。「いつもスーザンのことが頭から離れない。がんばろう」。リーフはニマー医師にささいな疑問を抱き始めるが、「名医」ニマーへの信頼は揺るがない。それは〈研究医〉というより多分に〈シャーマン的医師〉であるニマーの個性の力である。ショーン・オウマハニーならスーザン・ソンタグをどう扱っただろう。

リーフは母をパリのモンパルナスへ埋葬した。二〇〇六年、ソンタグの死から二年後に彼女の元恋人で写真家のアニー・リーボヴィッツは、ブルックリン美術館で十五年間に及ぶ作品展を開催した。展示には二枚のソンタグの写真もあった。一枚は移植のためにシアトルに滞在したときに撮影されたもので、顔がむくみ衰弱がありありと分かる。もう一枚は彼女の死後、ニューヨークにあるフランク・E・キャンベルの霊安室の奥の間で撮られた写真だった。リーフはこれを見て驚き、二枚の写真を「セレブの死らしい派手な写真」だと言った。

ジョゼフィン・ハート――「中世のようで、下劣で、効果がない」

ジョゼフィン・ハート（一九四二～二〇一一年）はウェストミーズ郡マリンガー周辺のぱっとしない土地で生まれた。十七歳までに兄弟三人を失うという悲しい子供時代を過ごした。ジョゼフィンはロンドンへ出て演劇をかじったが、最後は雑誌の出版に携わった。最初の結婚は離婚に終わったが、広告会社の億万長者でトーリー党貴族議員のモーリス・サーチとの再婚で良き伴侶に恵まれ、処女小説『ダメージ（*Damage*）』（一九九一年）がベストセラーとなり、映画化されてヒットした。有名俳優らによる朗読会で流行の詩を朗読し、演劇の製作に携わり、ロンドン文芸界では有名人だった。再婚とともにできた生活環境を楽しんでいた。多感で、やや臆病な人柄という印象を与えた。

二〇一〇年に、ハートは原発性腹膜癌という珍しいタイプの骨盤癌と診断され、二〇一一年に死亡した。夫サーチ氏はさまざまな場で悲しみを表明し、いつまでも喪に服した。毎日妻の墓を訪れ、そこで朝食を食べて妻に語りかけた。ジェフリー・ゴーラーなら褒めたかもしれない。サーチ氏は妻の癌治療を「中世のようで、下劣で、効果がない」と表現した。妨害もなく、サーチ氏は癌との戦いを宣言した（その前のリチャード・ニクソン米国大統領の「癌との戦い」は必ずしも成功とはいえなかった）。二〇一三年、サーチ氏は議員立法の「医療改革法案」を上院に提出した。同法案は医師に訴訟の心配なく、〈最新〉かつ〈革新的〉医療で癌患者を治療する自由を与えることを目的とする。明らかに妻の病と死の恐怖を目撃したことがきっかけだったが、多少不機嫌でもあったはずだ。妻が癌を病む前は、彼ならほとんどの問題を資金力と影響力で解決していただろう。二〇一三年に彼は『デイリーテレグラフ』のエリザベス・グライスの取材を受けた。

サーチ氏は希望のもてる新発見はないかと、必死でインターネットを調べた。癌医学の未来は癌のゲノム・マッピング（訳註　DNAに含まれる遺伝子情報の地図を作成し、理解できるようにすること）と毒性の少ない治療にあった。「なぜジョゼフィン・ハートは未来の医学を採用できなかったのか」。彼は妻の詳細な症例をハーバード大学医学部に持ち込んだ。大学側は腫瘍を分析し、書簡とともに分厚い報告書を送って来た。こう書かれていた。「幸いなことに、夫人の腫瘍は非突然変異です」。彼女の担当医師団は冷めていた。「この遺伝子プロファイル（訳註　ある個人や特定の種類の組織における特定の遺伝子の発現と遺伝子変異に関する情報）は重要ではないのか」とサーチ氏は尋ねた。医師団の回答は「的外れです」だった。そこが転換点だった。その時、彼は通常の治療で、患者が積極的に治療方針の決定に参加し、この決定に従って治療を受けられるようにしなければならないと思った。

かつては世界最大の広告代理店を経営し、一九七九年にマーガレット・サッチャーの権力掌握を支援したと言われているこの男が、自らの思いを明らかにした。「私は癌から救いたい。どうしてもやる。できると思う」。以前は癌に対してあまり積極的ではなかった。「シルクカット」（タバコの銘柄）は同氏のサーチ＆サーチ社の儲け頭だった。

この法改正がどうして癌から「救う」ことになるのか私には分からない。サーチの広告キャンペーンはお洒落で巧くできているが、各王立団体（医師会、外科医師会、一般診療所）や英国医師会はじめ専門筋は新立法が必要だと思っていない。百人以上の腫瘍学者が『タイムズ』に「『医療改革法案』は患者に深刻な苦痛を強いる可能性がある一方で、癌治療に画期的な進歩をもたらす効果よりも無責任な実験を奨励し、事例〈証拠〉以上のものを生み出さない恐れがあることを懸念する」との反対意見を寄せた。サーチは腹を立てて『ガーディアン』上で表明した。「私の提案する医療改革法案への反対意見を『タイムズ』に載せた百名の医師の声は、正真正銘の自己満足の声である……患者たちは何と気の毒なことだろう」。二〇一五年一月、癌医学の有力誌『ランセット・オンコロジー』は同法案に関する論説を掲げた。その中でサーチ氏の資格（「選挙で選ばれた議員ではなく、医学の専門知識もない」）ではご遠慮いただく他はないとし、筆者らは、医師はすでに臨床試験の外で革新できていると述べた。「臨床試験の初期段階で入手困難な薬品を手に入れる方法はいくらでもある。だが、監視の行き届かない環境で薬を勝手に使用することは患者に害を及ぼしかねない」。同法案は「証拠に基づく医学《エビデンス・ベースト》の核心に打撃を与える」と論説を結んだ。

サーチは法案への支持を取り付けるために大規模な広告と資金を投じたが、うまくいかなかった。保守党・労働党連立政権の新任の保健大臣ノーマン・ラムが下した最終結論は、下院における同法案の否決だった。

「医療改革法案」の話は興味深い。癌で後に残された人々が、法案に何らかの意味を見出したいと感じていることは理解できる。妻の死を役立てたいと望むモーリス・サーチは賞賛すべきで、癌による死から何かためになることをしたいとの願いは、残された者たちの共通の思いである。遺族らが任意団体を結成して研究資金を調達したり、新しい設備を提供することがよくある。だが、そういう遺族らは、モーリス・サーチの影響力も資金力も持ち合わせていない。彼の〈固定観念〉は大勢のジャーナリストや政治家たちに翻弄された、科学に対する無知の反映である。同法案で得をするのはにせ医者や製薬業界だろう。私たちはみな科学の専門家だという考えは、自由に対する脅威である。注意しないと、金持ちの情報通が私たちの立法者になるだろう。モーリス・サーチの悲しみは、それはそれで気高いが、悲しみだけでは癌から救えない。

ヌーラ・オフェイロン――「私の絶望は私自身のもの」

故ヌーラ・オフェイロン（一九四〇～二〇〇八年）は二〇〇八年四月、古い友人でアナウンサーのマリアン・フィヌケインのラジオ番組で死と終末について語り、アイルランドの国論を沸騰させた。正直な話、私はオフェイロンのファンだったことはない。ダブリンでの彼女の育ち方は尋常ではなかった。彼女はジャーナリストとテレビ・プロデューサーの仕事を何年もやり、五十代でベストセラーになった回顧録『ダブリンにたったひとり――五十五歳のメモワール（*Are you somebody?*）』（一九九六年、WAVE出版より邦訳）を書いた。長年付き合ったジャーナリストで女性運動家の恋人ネル・マカフェルティと別れてニューヨークへ移住し、弁護士のジョン・ロウベアとの付き合いが始まった。

二〇〇八年二月に、腕に力が入らなくなってニューヨークの自宅近くにある病院の救急室へ行った。検査の結果、脳と、肺、肝臓に腫瘍があり、肺がもとであるらしいと告げられた。オフェイロンは愛煙家だったが、十年前にやめていた。彼女は化学療法を断り、脳腫瘍の緩和ケア的な放射線治療を行った。オフェイロンはアイルランドへ戻って死去した。ラジオ番組は国内で大評判になった。アイルランド人は故人にはやさしいが、死が近い人間にはあまりやさしくなかった。

オフェイロンは力強く、真正直だった。自分の現状を都合よく語ろうとはしなかった。国民は何を聞くことになっても耳を貸さなくなったようだ。死の問題を開けっ広げに語る態度は、アイルランド人には馴染まなかった。人々の怒りを宥《なだ》められず、受け流せない状況があった。アイルランドの成句の「自惚《うぬぼ》れて」はいけない、希望はない、である。

私は「人生、最後まで夢に生きろ」などと言う某ベストセラー作家の本を読んでいたところで、私はそういう人を軽蔑はしないが、そういう生き方は知らない。化学療法で余命が延びたとしても、そんな時間はいらない。まもなく死ぬと分かってから、人生に喜びが感じられなくなった……私は良くもなんともない——良くなることはない。私は辛く、惨めだ。家族や友人が私にどのような気持ちを抱いているかは知らないが、彼らは雄々しく耐えている……

……死ぬべき運命を考えなくていいのは素晴らしい。「おまえは塵にすぎない」と言うだろうが、そうではない。自分が、たとえば、来年中に死ぬのを知っていることと、いつ死ぬか分からないことには決定的な違いがある——絶対的な違いが……

マリアン・フィヌケインは会見の様子にちょっと驚きを感じ始めた。「癌を患う人や癌を患う愛する人が治療に効果を期待しているとしたら、その人たちを絶望に追いやるかもしれません」。オフェイロンの受け答えは傲慢だった。「私の絶望は私自身のもので、その人たちの絶望はその人たちのもの……私の世界観は私自身のもの。私たちは癌という共通の運命に直面して、それぞれ異なる最期を迎える。誰にも奇跡的な救いがあることを願っています……私にも世界にもあると思ったが、世界は私に背を向けた」と語った。

オフェイロンは、その真正直さだけでなく、癌は最後まで〈闘う〉ものであり、死ぬことはある意味で「精神的」経験としての人間的成長の一面であるべきとの通念への反逆が衝撃的だった。彼女は番組の反応に驚いた。それは善意にあふれ、援助を申し出るものだった。後日、人の善意の深さが分からなかったとオフェイロンは語った。彼女は、ニューヨークで高価な新品のカーテンを買い、使わずに置いて来たと言った。放送を聞いていた何人かは、彼女のアパートへ行ってカーテンをアイルランドまで持って来てやりたいと申し出た。オフェイロンの隣人は、彼女の家を掃除して火を灯した。オフェイロンはとても感激し「公平を期するため」二度目の取材を受けようとしたが、まもなく亡くなった。死の直前に友人の作家ヒューゴ・ハミルトンとベルリンを訪れた。ハミルトンはこの旅の様子を小説風に描いた『毎分（*Every Single Minute*）』書いた。

すべての話の中で、もっとも嘘がないのはオフェイロンである。彼女が現実を潔く受け入れている姿は清々しい。彼女の絶望は彼女自身のもの――死はただの苦痛である。ヒッチェンズやソンタグとは違って、オフェイロンは腫瘍学がもたらす希望を拒絶した。ソンタグのように彼女は死に対して怒り、死の精神性についての子供っぽい陳腐な考えを提供するのを否定した。ソンタグと違って、オフェイロンは死ぬべき運命と向き合い、それを受け入れた。オフェイロンには敬服する。

腫瘍学　腫瘍学がなんだ

正直言って、私は腫瘍学の背信者である。癌治療は患者に誤った希望と悪い死という、有毒な組み合わせを提供しているように見える。腫瘍学または〈癌共同体〉を名乗る内部の人間でも、先進国の今の癌治療法は高額すぎて維持できなくなったことを認めている。「ランセット腫瘍学委員会（The Lancet Oncology Commission）」（つむじ曲がりの非主流派とまでは言い切れないが、現代腫瘍学の善良で偉大な集まり）は、二〇一一年、クリストファー・ヒッチェンズの死の二、三カ月前に「高額所得国において手が届く癌治療の提供」という長文の報告書を発表した。癌治療は乱用と無駄に動かされて危機的状況にあり「医療従事者と保健医療産業は、病気と死の抑止について非現実的なほどの期待を膨らませてしまった。この期待から、治療の名の下での手術などあまり効果のない治療法を行うことにもなっている。先進諸国では癌治療は過剰文化になっている」。「米国臨床腫瘍学会」によれば、癌患者の一〇～一五パーセントが死の直前二週間に化学療法を受けていることが分かった。多くの癌治療――とくに化学療法――は「何かをして」いるように見える以上の理由はなく施されている。治療の大半は、どの病気にも治療があるという程度の単純な仮定に基づいている。医師で作家のリチャード・アッシャーは「治療の破綻をおおっぴらに認めるよりは、無意味を信じるほうがましだ」と不機嫌そうに述べた。気休めと儀式にしては化学療法は高くつく。

どれほど道理にかなった意見も、癌患者の感情的な訴えには負けてしまう。二〇一二年、アイルランド保健サービスは、非常に高額な新薬イピリムマブを使用する進行性メラノーマ（皮膚癌）の治療に資金提供しないことを決定した。薬理学及び治療学の高名な教授は、この薬は法外な費用（患者一人につき八万五千ユーロ）で少数の患者にしか効果がなく、政府の支援対象には薦められないと公共ラジオで述べた。数日後、進行性メラノーマを病む女性が公共ラジオに登場した。痛ましい話だった。四十一歳のこの女性には小さい子供が三人いた。担当医は助かる望みは新薬しかないと助言した。翌日、保健大臣の指示でアイルランド保健サービス局はイピリムマブに関する決定を覆し、この女性を含む患者六十人への治療費支給を認めた。女性は三カ月後に死亡した。

癌治療の危機の根本原因の一つは感情論である。私はしばしば癌患者の善意の家族から、患者は「闘士」だと言われる。それは、所詮は他人の既知の生物学上の統計はこの特別なケースには当てはまらないということだ。前述のランス・アームストロング選手は、スポーツとは無縁なスーザン・ソンタグなど多くの患者に対して、癌は意志の力で「打ち負かす」ことができると説いた。妻の生命を奪った病に対するモーリス・サーチの無益な怒りの根っこにはこの種の感情論がある。

アメリカの科学作家ジョージ・ジョンソンは『癌年代記（*The Cancer Chronicles*）』（二〇一三年）でこの感情論について論じた。「いまや癌文化というものがあり、無害な上皮内癌を簡単な腫瘤摘出手術で切除しているか、転移性メラノーマの最終段階で闘っているかであれば、癌生存者《サバイバー》と呼ばれる。先のケースは生死とは関係なかった。後のケースは生き残ることはない」。アイルランド癌協会は、二〇一三年に二〇一七年を目指して『癌なき未来へ』と題する〈野心的な新戦略声明〉を発表していた。「これは戦略声明の期日までには達成されないかもしれない」と遠回しに敗北を認めた。「キャンサー・リサーチＵＫ」の現在の活動宣言は「私たちは癌に打ち勝つ」である。

暗号解読

一九九三年に遡るが、クリストファー・ヒッチェンズは『ヴァニティ・フェア』に、遺伝子工学についてこう書いた。「遺伝子工学について夢想家である必要はない。突破口が良心のかけらもない者たちによって開かれるようなものだ」。私が下級研究医だった一九八〇年代末、同僚は題名に「遺伝子多型（genetic polymorphism）」の語を入れると論文を刊行しやすいとよく冗談を言っていた。一九八〇年代以降、臨床検査医学では分子生物学／遺伝学が主流を占め、政府の資金援助が受けやすくなった。しかし、今日ではヒトゲノム全体の解読をはじめ遺伝子工学で大きな進歩があっても、癌などの深刻な病気の治療にはほとんど役立っていないことを科学・医学界は不承不承受け入れている。

二〇〇〇年、ビル・クリントン大統領は三十億ドルの「ヒトゲノム計画」（ドラフト）の完成を発表した。当時「米国ヒトゲノム研究所」所長だったフランシス・コリンズは、二〇一〇年には新しい〈個別化医療〉の時代が来ると予見した。遺伝子工学は癌の強力な新治療法を提供し、患者一人一人の個別の治療が可能になると考えられた。これは、私たちが知るとおり、また、クリストファー・ヒッツチェンズやモーリス・サーチが知り得たとおり、起こらなかった。投資分を考えると、癌のゲノム科学復帰は遅々として進んでいない。基礎科学は「ヒトゲノム計画」から恩恵を被ってきたが、癌治療はあまり進歩しなかった。

ユニヴァーシティ・カレッジ・ロンドン遺伝学名誉教授のスティーブ・ジョーンズは、二〇〇九年当時「遺伝子研究は人間の生活を変えると考えられたが、それはぬか喜びに終わった」と述べて、それなりに認めた。同教授はさらに、遺伝子研究に過剰に投資されたが、その資金を他へ回したほうが良かったとも述べた。教授の発言には反論も多かったが、遺伝学は期待したほどの進歩はなかったとの意見がほとんどだった。

癌は特権をもつ病である。もし私の病院がベッド不足に陥ったら、「癌ではない」緊急性のない活動はすべて中止されるのが普通である。癌だけは、過度の国費で賄われる医療制度で病院の日々の現実から保護されている。〈癌の二週間ルール〉が導入された当時、私は国民保健サービス（NHS）で働いていた。癌の疑いのある患者は二週間以内に専門医に見せなければならなかった。「癌の疑い」の定義は漠然としていて、五十歳以上は消化不良も含まれた。一夜にしてこの命令に対応するためのまったく新しい手続きができた。癌専門でない医師は静観し、専門医が限りある資金を求めて競争し合うほどに「私の病気はあなたの病気よりも良い」現象が現れた。今は私より若い連中は広報を仕事の一部と見ている。どの病気にも患者支援グループ（製薬会社の資金援助が多い）があり、また、専門医の業界は市場調査と広告の顧問を雇っている。「私の病気はあなたの病気より良い」の完璧な例が嚢胞性線維症（訳註　遺伝子変異に起因し、生まれて間もない頃から気管支、消化管、膵管などが粘り気の強い分泌でつまり多様な症状を呈する）である。患者は若く、自ら招いた病気ではない。他の「良い」病気は乳癌など子どもに影響を与える病気である。我が医療の泥沼にある末端は流行っておらず、資金援助不足である。アルコール性肝疾患は世間の同情を集めにくい。運動の先頭に立つ有名人の肝硬変患者はいない。

クリストファー・ヒッチェンズとスーザン・ソンタグは癌で死ぬ現実について多くを語ってくれた。ともに現代科学の腫瘍学と、とくにその担当医の能力に対する熱狂的な信者だった。スティーブン・ニマーがジョゼフィン・ハートの担当医だったら、モーリス・サーチは妻の死をもっと受け入れやすかっただろうか。

スティーブン・ジェイ・グールド——問題は中央値ではない

私はヒッチェンズやソンタグを揶揄するつもりはない。人類、または社会のために正しいかもしれないことは、私にとっては必ずしも正しくない。クリストファー・ヒッチェンズは癌に直面した際、世に知られた長年の懐疑主義を捨て去った。もし私が食道癌のステージⅣか骨髄異形成症候群の診断を受けたらどう反応をするかは分からない。スティーブン・ニマーのような個性の強い腫瘍専門医の治療を受けるとすれば尚更である。古生物学者で作家のスティーブン・グールドの話は励ましになるかもしれない。グールドは、一九八二年に原発性腹膜中皮腫という珍しい癌と診断された（中皮腫は、キーラン・スウィーニーの場合と同様に一般的には肺への影響がある）。科学者のグールドは、この癌の統計と関連資料を調べ、生存期間の中央値が八カ月であることを知った――つまり、患者の五〇パーセントは診断から八カ月後には死んでいた。グールドは有名なエッセイ『問題は中央値ではない（*The Median Isn't the Message*）』（一九八五年）を著した。

中央値が八カ月と知った時の最初の知的反応は良く、半数はそれより長生きするはずだったが、私がその半数に入れる可能性があるかどうかだ。私は何時間も懸命に調べ、これなら安心だと思った。良かった。私には長生きできそうな特徴のすべてがあった。若いし、癌は比較的早い段階で見つかっていた。わが国で最高の医療を受けることになるだろう。私には生きる世界があった。私はデータの読み方が分かっているので絶望しなかった。

生存の〈釣鐘型の曲線〉は左右対称でなく〈右寄りになっていて〉長期生存者が少数いることを

示していることにも気づいた。

私があの細い尻尾に入らない理由は見当たらず、ほっとため息を吐いた。科学の知識が役に立った。私はグラフを正しく読めていた。自然な疑問を持ち、答えを見つけた。この状況で、あり得る最も貴重な贈物を獲得した――相当長い時間だった。

グールドはその後二十年生存し、別の癌で死亡した。大多数の癌患者はあまり幸運ではないが、医療制度は癌患者の誰もが、その長寿者の「細い尻尾」にいるかもしれないとの仮定を基礎にしている。少数者を対象に治療が行われ、スティーブン・ジェイ・グールドのような幸運ではない多数者は対象ではない。だが、それでも……グールドは「死を受け入れることが尊厳であるかのような見方が流行りすぎてはいないか……死を究極の敵と見て闘う姿勢が私は好きだ――消えゆく光に激怒する人々に非難すべきところはまったくない」と主張した。

「癌との闘い」にはよく軍事用語が使われる。アトゥール・ガワンデは異なる軍隊用語を使って治癒の見込みのない癌患者の治療を描いている。

勝てない戦争で全滅するまで戦う将軍ではだめだ。カスター将軍ではなく、勝てる見込みのある戦場では戦い、そうでない戦いでは降伏することを知っているロバート・E・リーのような将軍が望ましい。苦い結末が待っているのに戦えば、被害は甚大になることを知っている。

腫瘍学では、残念ながら、リー将軍よりカスター将軍のほうが多い。

私の知人は五十代で肺癌と診断された。手術を受けてほぼ四年間は良好だった。しかし、再発し、骨に二次癌が多数見つかった。腫瘍専門医の診断を受けると「これは治療できます」との返事だった。医学的には確かにそうだが、その医師の言った意味は「この癌に化学療法はできますが、あなたを救えません」だった。患者は「これは治療できます」と聞いた。患者の妻も成人した子供たちもそう聞いた。彼の容体は次第に悪化し、ついに動けなくなり、椅子から立ち上がれなくなった。妻は仮病かとさえ疑った（夫妻は険悪な関係だった）。こうした状況が続く中で、症状が急変した。担当医はできることはないとして、地元のホスピスへの入院を勧め、知人は三日後にそこで死去した。私が言いたいことは、もし腫瘍専門医に正直である勇気があれば、知人も家族も現実を見据えて今後を考えられたかもしれなかったということだ。確かにこの患者は化学療法を選択できたかもしれないが、効果の限界に気づいたかもしれなかった。家族はもっと力になれたかもしれない。夫婦の関係を見直して妻との良い関係が築けたかもしれなかった。

医療内でも分裂がある。緩和ケアが従順な死——または、少なくともその現代的なかたちに戻ろうとしている一方で、腫瘍学は患者を別の方向へ引っ張っている。腫瘍学は医学の最先端にあると主張するが、周辺には原始シャーマンの祭祀らしきものが漂っている。

第七章　コントロールへの情熱

西欧には個人主義に支配された死の概念があり、この個人主義はホスピス運動の進展と昨今の自殺幇助騒動の両方に次々に影響を及ぼした。死に関する二つの現代的論争——自殺幇助及び事前指示書、すなわちリビング・ウィル——は、ともに個人の自立、すなわちコントロールへの情熱という特徴がある。

私を死なせてください

事前指示書を考案したのは良いことのように見える。臨終の際、現代医療は殺伐としていることが多い。家族と医師団はときに共謀して——良かれと思って——回復の見込めない患者に、苦痛で、長い、効果のない治療をする。現代医療は、特段の指示がない限り、もともと完全介入することになっている。しかも、家族と患者には医療側の決定を正しく理解するために必要な教育と医学知識がないかもしれない。例えば、高齢の急患の場合には最小限の介入に留めようとしても「先生、できることは何でもしてください」と言われることが極めて多い。

養護施設からよく衰弱した高齢者が救急部へ搬送されるが、ストレッチャーに載せられたまま混雑した廊下で孤独死することも珍しくない。行政・法律上のあらゆる理由から、患者が病院で死ねば、（施設と委託医師にとって）手間が省けることになる。そんな場面を思い浮かべてみよう。銀行休業日《バンクホリデー》の土曜日の晩に、施設の入居者が体調を急変させた。八十八歳の女性で、認知症が進んでいる他に気腫、アンギナ（急性扁桃炎）、糖尿病、脚の潰瘍などを患っている。普段より混乱がひどく、飲食をしなくなった。熱が出て、呼吸もやや浅い。施設の当番看護師は医師を呼んだ。この医師は地元の家庭医組合が運営する時間外業務代行の代診医で、患者がいつも診てもらっている医師ではない。この医師には初めての患者だったが、診察して肺感染症と診断した。施設で女性に抗生物質を飲ませるのは危険かもしれなかった。容体が悪化したり、死んだりしたらどうするか。家族から十分な手当てをしなかったと責められたらどうするか。救急車で救急部へ運び、何とかしてもらったほうが無難で、誰かが責任を持ってくれる。私の病院では、二〇一五年のある一カ月間だけで十一名が施設から搬送され、救急部に到着して三十分以内に死亡した。

患者は病院に到着し、ストレッチャーで救急部の待合室の酔っ払いの前を通り過ぎる。空室がなく、廊下に放置される。患者は不安に駆られて怯える。長時間待たされてさらに不安を募らせるが、ようやく若手の医師の診察を受ける。胸部X線検査の結果は肺炎で、血中酸素濃度が低いので蘇生室に運ばれ、抗生物質の静脈注射と酸素吸入が施される。夜間に容体が悪化し、研修医は家族に（かろうじて）連絡をする。ようやく患者の息子が病院に現れる。息子は母親と何週間も会っていなかった。研修医は息子に、母親の容体が悪化していることを丁寧に説明し、人工呼吸（呼吸器で）などの集中治療はこの患者には相応しくないと説得しようとする。息子は医師の説明がよく理解できないが、言うとおりにする。患者の容体はどんどん悪化し、午前五時に研修医が蘇生室で死亡を告げる。養護施設の入居者が死んだ場合は、法律に従って検視官へ通報される。

この一連の出来事は珍しいことではない。さらに厄介な場合もある——たとえば、医師の忠告に反して家族が集中介入を要求する場合だ。この女性患者に対して他に良い処置はあるだろうか。それは、ある。虚弱体質の認知症で、複数の病気がある患者は、肺炎のような急性病になったら施設での治療がいちばんだ。確かに、肺炎で死ぬ可能性はあるが、この人が馴染んだ環境で、いつも世話をしてもらっている人たちの看護を受けて死ぬのである。多くの要因がそれを阻んでいる。つまり、施設側は怠慢だったと言われるのを嫌う。平常業務の時間外では、入居者が病気になると普段とは別の医師の診察を受けるようだ。家族は——認知症の高齢者の家族でさえ——医療に非現実的な期待を抱くことがある。

そういう患者には事前指示書の導入も解決策となり得る。ユニバーシティ・カレッジ・コーク

（訳註　アイルランド国立大学を構成する大学の一つ）の老人病学者ウィリー・モロイ教授は、この分野の先駆者で、コークの養護施設入居者のために事前指示書の試験的プログラムを開始した。同プログラムは「自分で決める（Let me decide）」と称し、かなり複雑である。まず「ミニメンタルステート検査（ＭＭＳＥ）」で患者の認知症の度合いを調べて点数化する。次に「事前指示書作成のための能力評価審査法（ＳＩＡＣＡＤ）」による評価を点数化する。認知症の人や事前指示書用紙の記入が困難な人は、代理人を指名する。患者（または代理人）には選択肢が与えられる。命にかかわる病気の場合は緩和、限定、手術、そして集中の四つの治療法から選択できる。心停止のときは、心肺蘇生をする、しないの選択肢がある。摂食困難の場合は「基本食」または「胃ろう」の選択肢がある。選択の決定に当たっては複数の署名（患者と、代理人、家庭医、証人）が必要である。

何年か前に、私は事前指示書に関する講演会に出席した。講演者は話を具体化するために仮定の臨床現場をいくつか設定し、聴衆の反応を促した。その一例が、衰弱した高齢男性が胃から出血して施設から運ばれたケースである。通常こういう場合には、まず内視鏡検査で出血の原因を診断する（通常は胃潰瘍）。注射か、切除で出血はほとんど止まる。この処置は多くの場合で非常に有効で、十分か十五分しかかからない。普通は軽い鎮静作用の下で行われ、私も〈複数の共存症〉のある数多くの高齢者に行ってきた。だが、「自分で決める」プログラムでは、この治療法は「手術」に分類されている。この高齢男性患者の治療は、事前指示書をもとに――「手術的」介入をしないと決めていたら――簡単で、通常は安全な救命処置ができないことになっていた。一般の人たちはこういうことをどのように知るのだろう。

事前指示書には争いの種が限りなく詰まっている。兄弟や夫婦の間で誰を代理人にするかの争いが生まれるだろう。患者は、異議を唱えるかもしれない。大手急性期病院は、事前指示書に対応する弁護士を雇わなければならないかもしれない。患者が救急入院したときは、職員が貴重な時間を割いて書類を探すことになるかもしれない。多忙な待機職員は、患者の事前指示書の携行の有無を確認しないまま不注意な対応をするかもしれない。親族は事前指示書を無視してほしいと医師や看護師に頼むかもしれない（法定後の期間が長い米国ではよくある）。急病の場合は、原因がはっきりしないので、医師はふつう完全介入で治療する。議論はあとになる。

事前指示書に関する私の体験はあまり良いものではない。施設の入居者で認知症の他にもいくつも病気を抱えた高齢男性が、肺炎と心不全を発症し私が担当になった。容体は、初めは心配するまでもなかったが、夜間に急変して救急部から蘇生室へ運ばれた。私は患者を診察して、どこまで治療するか早急の決断を迫られた。このまま悪化するようなら、集中治療室に入れるかどうかを決めなければならない。患者に近親者は誰かと尋ねたところ、家族はおらず、甥が近親者だとのことだった。甥に電話をすると、施設で「リビング・ウィル」に記入したと言う。私は事前指示書を探すために患者のメモや紹介状を見たが分からなかった。施設側がファックスで救急部へ事前指示書を送ってくれて、ようやくコピーを入手した。それを見ると、患者は心肺蘇生（ＣＰＲ）を希望せず、従って、その延長である集中治療も希望していなかった。私はチームの面々と相談し、夜間に患者が心停止になったら心肺蘇生をやろうということになった。これが成功していたら――成功しそうもなかった――患者は集中治療室でチューブに繋がれた状態で目を覚ますことになっていただろう。

事前指示書は医療行為への「弁護士の参加」を徐々に促すだけだろう。しかし、私の最大の関心はこういうことだ。あなたが健康で、壮健な中年か初老だとして、たとえば、壊滅的な中大脳動脈の梗塞になって生きていてもしようがないと思うかもしれない――もちろん「壊滅的な中大脳動脈の梗塞」が何かを知っているとして、である。認知症や運動ニューロン疾患でも同じことだ。問題は、恐ろしい事態が起こるまではどう反応するかは分からないことである。生きる価値がどれほど小さくなろうと、生にしがみつきたいと思うかもしれない。元気いっぱいのとき生きる価値がないと思った人生を受け入れるかもしれない。生存本能は極めて強く、健康で元気なときは、私たちはそれを過小評価している。

閉じ込め症候群を例にしてみよう。これは脳幹卒中の一種で、患者の精神は損なわれていないが、おそらく瞬きを除いてほとんど身体を動かすことができなくなる。文字通り自分の身体に閉じ込められる。この症状は、ジャン＝ドミニク・ボービーがその辛さを『潜水艦は蝶の夢を見る（*The Diving-Bell and the Butterfly*）』（一九九七年、講談社より邦訳）で伝えたことで有名になった。この症候群に罹ったトニー・ニックリンソンは死ぬ権利を求めて運動した。また、リチャード・フォードは壮健な四十一歳の警察官で、リーズで勤務中にこれで倒れた。ニックリンソンはその後死亡したが（何ら支援なく）、リチャード・フォードは生きることを望んだ。彼は『サンデー・タイムズ』で「みんなは耐えられないと思うだろうが、耐えられるし、耐えている。みんなは私を信じてくれている。思い出決してみんなも私自身も裏切らないことにした。生きる意味は多く、大いに期待している。懸命に考えながらをたくさんつくりたい」と語った。彼は視線システムのコンピュータを使って「懸命に考えながら」記者に話しかけた。リチャード・フォードだけではない。閉じ込め症候群のフランス人患者を調査したところ、取材に応じた患者の大多数は良い生活であることを示した。リチャード・フォードは臆することなく「最も大事なことは、話を聞いてもらえること。自分の意見がまだ聞いてもらえ、考えを変える権利があることだ。私はこうなることを望んだことはないし、みんなは嫌だと言うかもしれないが、生き続けたいとずっと思っている」と結んだ。トニー・ニックリンソンにとっては「退屈で、惨めで、屈辱的で、みっともなく、耐えられなかった」ことが、リチャード・フォードにはそうではなかった。

たまに複雑な医療・技術上の問題を患者や家族に説明するのが非常に困難になることがある。「インフォームド・コンセント」（説明を受けた上での同意）は法律至上主義の空想であって、これは本当に「知識のある」つまり、教育を受け、生物医学的知識のある中流の人たちだけに有効だろう。私たちは「選択」に執着するが、多くの人にとって選択はとまどうものだ。医療は非常に複雑になり、大多数とはいわないが、多くの高齢者はさまざまな治療の選択肢がよく理解できないようである。この種の書式は、同様の書類もそうだが、受託者が書く傾向があり、臨床医療の現実や不確実性からはかけ離れたものになっている。もっと簡単にできないだろうか。米国では事前指示書が医療現場で長年使われてきたので、医師はこういう問題に時間を掛けて取り組んできた。ボストンのマサチューセッツ総合病院のアンジェロ・ボランデス医師は「アドバンス・ケア・プランニング（ACP）」（訳註　将来の意思決定能力の低下に備えて、患者や家族と医療全体の目標や具体的な治療・療養について話し合うプロセスと定義されている）を導入した。死が近い患者の医療の選択を助けるものだ。ボランデスは、医療専門用語を使わない簡単なビデオを作成し、患者が医療の種類を選べるようにしている。ビデオは短く、ラップトップやアイパッドでも見られる。ボランデスは『サンデー・タイムズ』で次のように語った。

患者はどうなるのか理解できない。『ER緊急救命室』を見ていて、心肺蘇生がいつも成功すると思っている。現実には、奇跡的な回復はなく、悲惨な死が待っているのが普通である……もちろん、おばあちゃんのプラグを抜こうとする医師には心配して当然だが、おばあちゃんが「プラグを入れないで」と言う場合は、まったく別の問題である。

とはいえ、ボランデス医師が言うほど、ことは単純ではない。米国の経験を知ることは興味深く、参考になる。米国の医師は――ふつう家族と対立したときは――事前指示書を無視している。進行が遅い長びく病気では、指示書の内容をいつ行使するかの判断が難しい場合が多い。はっきりしないときは、一般的に、医師と家族は完全介入を選んでいる。

終末期医療に関する決定は、選択肢の提示、または「作成」方法に影響されそうで興味深い。ペンシルベニア大学のスコット・ハルパーン医師は、行動経済学者によく知られた概念を用いて、事前指示書の〈初期設定〉が患者の選択に強い影響を与えることを示した。初期設定が〈快適さ〉だと、患者はこれを選びがちになるようであり、他方、初期設定が完全な心肺蘇生法の場合は、多くの患者がこちらを選ぶようだ。表現を「心肺蘇生をしない」から「自然死に任せる」に変えても患者の選択は変化した。ハルパーンはこれを「促し《ナッジング》」と呼んでいる。私が死が近い患者とその家族に対応する医師にとって肝腎な技能を選ぶとすれば、最も患者の助けになる選択を〈促す〉能力だろう。

アメリカでは、事前指示書に賛否両論がある。二〇〇九年、オバマ大統領の医療保険制度改革で、医師は終末期医療相談に責任を持つべき旨が提案された際に、サラ・ペイリンなどが「死の《デス・》委員会《パネル》」の導入になると反対した。ばかげた非難だったが、提案は引っ込められた。

事前指示書は、私たちが、将来のいつか分からない時点での、予想できない病気の治療を自分で細かく管理できるという幻想を永続させるものである。それは、生死が不確実なことを無視している。それでも、アトゥール・ガワンデなどの多くの医師は、事前指示書を大いに歓迎している。彼らは、事前指示書の採用によって、施設の患者が最期に急性期病院へ入院する数が格段に減るとする研究を指摘している。事前指示書への期待は、自殺幇助とともに、高齢者を現代医療から保護すべきとの考えを活気づけている。ごく一部は当たっているとしても、それは全体としては恥ずべきことだ。患者が医師を信頼せずに安らかな死を邪魔する者と見なしてしまい、私たちは職業人としてたいへん困った事態に立ち至った。おそらく私たちは、事前指示書を必要悪として、また、私たちが高齢者と死が近い患者を同情と良識をもって治療し損なった結果として、受け入れざるを得ないのだろう。

私を死なせないでください

心肺蘇生（血液の自然循環の回復と定義される）の成功率は一八パーセントで、世間では五〇パーセント近くだと思われている。これはテレビの影響が大きい。一九九六年発行の『ニューイングランド・ジャーナル・オブ・メディシン』の研究は、二つの人気テレビドラマ――『ER緊急救命室』と『シカゴホープ』、それに実話番組の『レスキュー911』――を分析した。九十七話中、心肺蘇生があるのは六十回で、患者の七五パーセントの命が助かった。

心肺蘇生が成功しなかった例の八二パーセントでは、死は約二十分間の〈バギング〉（バッグバルブマスクを利用して空気を送る人工呼吸法）と心臓マッサージより前に起きている。アドレナリンなどの薬物が注射され、ときには長い針（映画『パルプフィクション』でジョン・トラボルタがユマ・サーマンの意識を回復させるのに使ったような）で心臓に直接打たれる。肋骨が折れることが非常に多い。医師たちがバギングと心臓マッサージを交替で行っている。最上位の医師が〈時間〉を指示する。ほとんどの心肺蘇生は一般病棟の他の患者のすぐそばで行われるので、カーテンの向こう側のことは何もかも聞こえることになる。幸い、病院で死亡する患者の多くは心肺蘇生をしないが、それでも二〇パーセント程度はやっている。五人に一人の割合になり、地球上での最後の経験は血まみれで、暴力的で、不毛である。

心肺蘇生が成功した一八パーセントのほとんどは集中治療室で生き延びた時間を過ごすことになる。脳に半永久的な障害が残る患者も多い。私の学校時代の友人の父親のことを思い出す。その人は仕事中に心停止になった。救急隊員が心肺蘇生をやり、集中治療室に搬送された。目が覚めたときは支離滅裂でうわごとを言っていた。亡くなるまでの二年間うわごとを言い続けた。

二十年前、六十代後半だった遠縁の者が、冠動脈造影をした。冠状動脈のX線撮影が目的で、バイパス手術の準備の一環として行われる。心臓病専門医は鼠径部の大腿動脈から針を脈管系へ入れてそのまま心臓へカテーテルを通す。術後、夜間に私の親戚は大腿動脈の穴から大量に出血した。出血多量で心臓の鼓動が止まりかけ、脳は数分間酸欠状態になった。彼は蘇生に「成功」し、穴はふさがれた。目が覚めたとき、彼はうわごとを言っていた。うわごとを言いながら十二年間生きた。

私たちの病院の司祭は、救急車で搬送されて来た九十五歳の男性の臨終の秘蹟を依頼されたときのことを語った。彼は認知症で、病院から約三十キロ離れた養護施設の入居者だった。施設で容体が急変した。救急車で搬送中に呼吸が停止し、緊急医が心肺蘇生を行った。せずにはいられなかったのである。救急室に入った患者は身体に傷を負っていた。

もしジャネット・トレーシーと家族がボランデス医師の心肺蘇生ビデオを見ていたら、自制していて、担当医師団と英国の法秩序は嘆かずに済んだかもしれない。二〇一一年、六十三歳のトレーシー夫人は治癒の見込みのない進行した肺癌と診断された。二週間後の二〇一一年二月十九日に夫人は交通事故に遭い、首の骨を折るなどの重傷を負い、ケンブリッジのアデンブルックス病院に搬送されて、集中治療室に入った。二〇一四年、ゾーイ・フリッツらは『クリニカル・メディシン』にその後の概要を掲載した。

ジャネット・トレーシーには転移性の肺癌と肺の慢性疾患があり、余命九カ月だった。気管挿管と肺換気が行われ、二度抜管に失敗した。家族はそのことを知らされ、三度目の失敗で「知らぬ間に外れていても仕方なかっただろう」が、トレーシー夫人との会話の記録は残っていなかった。

心肺蘇生措置拒否（DNACPR）文書が記載され、トレーシー夫人は無事に抜管して一般病棟に移った。家族は後にこの文書を発見して文書の差し止めを申し出た。申し出のとおりになった。不幸にもトレーシー夫人の容体は悪化し、家族と相談後（この時点ではトレーシー夫人の意識はしっかりしており、心肺蘇生の話をしたがらなかった）、二度目の心肺蘇生措置拒否の文書が作られた。トレーシー夫人は二〇一一年三月七日に心肺蘇生をせずに死亡した。

家族は、後日、トレーシー夫人は、情報提供も相談もなく二度の心肺蘇生措置拒否を課されたとして病院に対し訴訟を起こした。アデンブルックス病院の医師団は、この件は患者と家族に話をしたと主張した。しかし、会話の内容が文書として残っていなかったので、高等法院のニコラ・デイビーズ裁判官は、会話は行われなかったと裁定した。しかし、人権侵害に関しては取り上げられなかったので、家族は二〇一四年に控訴院に訴えた。記録長官（訳註　控訴院の最上位の裁判官）のダイソン卿はこのように述べた。「心肺蘇生措置拒否の決断は、患者から命を救う処置を奪う可能性があり、患者の関与があるべきだっただろう。患者を関与させないならば、それなりの説得力のある理由が必要である」。

患者を巻き込むことは大きな負担となるのでそうしなかったという医師団の訴えについて、ダイソン卿は、医師団は患者を関与させれば非難され、また、させなければ非難されると述べた。「協議が適当かどうかは医師団の難しい判断如何だろう……患者の関与が患者に身体的・精神的苦痛を与えると医師団が判断すれば……不適当だったとする疑いはあり得ない」。しかし、ダイソン卿は、法律家的な免責条項を付け加えた。「患者の関与は患者にとって苦痛だろうとの根拠で患者を早々に排除しすぎるきらいがあり、慎重であるべきだ」。

この件で私が心配するのは、心肺蘇生とは何かの理解が、トレーシーの家族にも、裁判官にも欠如していることだ。病気と怪我が複合するジャネット・トレーシーのような患者の蘇生は効果がなく、医者なら誰でも無意味と即断するだろうが、ダイソン卿は、そして、家族もだが、明らかに、蘇生を「命を救う処置」の可能性があると考えている。アデンブルックス病院の医師と看護師は蘇生を無駄で、尊厳を奪うことと考えたが、トレーシーの家族は安楽死と受け止めた。最終判決はベケット風の茶番だった。すなわち、患者が明確には拒否しなかった会話を医師団がしなかったことは、患者の人権侵害に当たるとの判決だった。

トレーシー判決はイギリスの医療行為に甚大な影響を与えるだろう。すでに判決前から新聞には心肺蘇生措置拒否命令に関する記事が取り上げられていた。これらの記事は、だいたい高齢者の家族が、知らずに心肺蘇生措置拒否命令に従ったことに気が付いて、心肺蘇生措置拒否は裏口の安楽死の一種であると示唆している。こういう記事は「リバプール・ケア・パスウェイ」を頓挫させたのと同様の感情に火をつけた。トレーシーの家族はこういう話をよく知っていたのだと思うが、医師が蘇生に言及するときは、この処置に効果を認めていないからだということを知らなかった（私はそれを父が死んだとき近くで目撃した）。心肺蘇生をしないのは、治療を〈すべて〉諦めたということではない。やっても効果のない処置をしないというだけのことなのだ。トレーシーの家族と医師団の意思疎通が足りなかったのかもしれない。「意思疎通が足りないこと」でこの種のよそよそしさが生じると言われるが、果たしてどうか。

トレーシー裁判をきっかけに、蘇生に利害関係のあるすべての専門団体（蘇生協議会、英国医師会、王立看護協会）は「意思疎通」の大切さについて再認識した。私は、世界中で意思疎通を図っても無駄なことを体験から学んでいる。世論に影響力を持つ者（報道機関、裁判官）は、病院の混乱状態から離れたところにいて、自分の行動の結果を受け入れなくてもよいのだ。ダイソン卿の判決は、患者も家族もみな彼と同様――教育があり、情報に通じ、合理的――であるという仮定に基づいているようである。「インフォームド・コンセント」は、既述のとおり、法律上の幻想であって、過失訴訟の場合の便利な奥の手である。幸い――そして、際立って――ほとんどの家族は合理的なのだが、そうでない少数派も確かにいる。そして、そういう家族は新聞を読み、また、漠然と自分たちには権利があると考えて、どれほど不合理で無駄な治療でも要求してくる。医師たちは既に疲れ切ってやる気を失くしているので、要求に折れて、完璧な心肺蘇生が基本設定される。トレーシー判決は、死が近い患者のこの世での最後の体験として、心肺蘇生を行う件数を増やすことになるだろう。

トレーシー一家は、ジャネットの死から「少しは良い」結果が生まれたとひそかに満足を表明した。夫のデイビッドは控訴院の判決後にこう述べた。「ジャネットへの対応は誤りだったと法廷で認められたという思いであり、また、妻の死の事実が法律上明らかにされたことは、私たちにささやかな安らぎを与える」。モーリス・サーチ氏も、妻の死からも「何か良い」結果が生まれるといいと述べた。サーチ氏の「試み」は幸い失敗したが、同じ思い違いでもトレーシー一家の活動は成功した。

裁判官について忠告してくれた友人の弁護士がいた。「法廷では、正義や良識に期待するな。法律に期待しろ」と。医師が日頃自らやってきた決断が、現在は法廷で行われており、終末期医療に関する判断への裁判官の関与は増えて来ているようだ。イギリスの病院で長年脳腫瘍の治療を受けていた十八歳の青年がいて、二〇一五年に医師団は、これ以上化学療法を続けることに意味はないと判断した。両親はこの決定を受け入れるつもりはなく、決定を覆そうと高等法院に訴えた。この件については、法廷は医師団の決定を支持し、青年はその後まもなく死亡した。だが、別のケースでは、二〇一五年六月にロンドンの保護法廷は、セントジョージ病院に対し、心停止後に重篤な脳障害になった「信仰篤い」イスラム教徒の男性に、完全かつ積極的な治療を続けなければならないとの判決を下した。他にもいくらでも例はあり、新聞でも目に着くようになった。将来、医師と意見が合わない家族が、意思を通すために裁判に訴えるようになるのだろうか。前言を訂正する。そんな「未来」はすでに始まっている。ジュリア・ニューバーガー上院議員の医師と看護師に対する勧告（訳註　本書八三ページ参照）が「人の死に方についての無理解から、身代わりに鞭打たれる少年」になっていることは、彼女が想像したような将来起こり得る「リスク」ではない。現在起きていることの要約である。

アイルランド人ジャーナリストでアナウンサーのマット・クーパーは——とくに一人っ子として——両親が死んだときに、医師とした心肺蘇生の話の辛さについて書いた。クーパーのように知識豊富で歯切れのよい人間が辛いならば、大多数の家族にとっては耐え難いほどの辛さだろう。医師である私たちが決断を家族に伝えるべきかどうかは分からない。多くの場合、必要のない話し合いである。だが、イギリスでは、トレーシー判決によって話し合いが強制されることは確かである。

私を殺してください

フィリップ・アリエスは『死ぬ時（*The Hour of Our Death*）』で自殺の誘惑について「死亡術《アルス・モリエンディ》の最後の誘惑の一つ」と書いている。ナイフを抜いた病気の男に悪魔が「さあ自殺しろ」と囁く。アリエスはフランスの社会学者クロディーヌ・エルスリッシュの「人はいつでも死ねるとき、死にたいと思うか」との問いを引用した。エルスリッシュの反理想郷的未来《ディストピアン》が到来した。

二〇一三年十一月に死んだマリー・フレミングは、「死ぬ権利」の運動家としてアイルランドでは有名になった。彼女は多発性硬化症のため長い年月をかけて身体が動かなくなっていった。マリーとパートナーのトム・カーランは、死ぬ権利の獲得のために高等法院へ、さらに最高裁へ訴えた。パートナーが訴追を恐れずに、積極的にマリーの死の手助けをするためだった。敗訴したが、国民的英雄のようになった。マリーは最高裁の審問の数カ月後に死去した。死後トム・カーランは「マリーは自宅のベッドで安らかに亡くなりました。そのために、彼女は闘ってきたのです」と述べた。

故人と二人のために悲しむ人たちの尊厳を傷つけることなく、客観的にマリー・フレミングについて書くのは難しいが、彼女が死ぬ権利を得ていたなら、医者である私の仕事のやり方は大きく変わっていただろう。その理由だけでも、私には彼女の訴えとそれが広範囲に及ぼす影響について発言する権利があると思う。そこで、まずこう言いたい。マリー・フレミングは死ぬために「闘う」必要はなかった。どうにか死を迎えられた。「自宅のベッドで安らかに」死ぬことを止める法律は何一つない。トム・カーランは彼女の回想記『愛の行為（*An Act of Love*）』の序文で次のように述べている。

多発性硬化症に拘わらず、自分の死ぬ時と方法を決める権利の獲得を求めてアイルランド最高裁に訴えたことで、彼女の名声は世界中に広まった。彼女にとってこれは自分から多くのものを奪い取った難病に対する究極の闘いだった。彼女の人生は病気に振り回されたが、死までは自由にさせないと決心した——関心は自分一人だけでなく、同じような境遇の人たちにも向けられていた。そして、最後は自由にできるという確信を私から得ていたので、裁判は彼女を助けようとしていた者たちを守るための戦いとなった。裁判には負けたかもしれないが、最後には勝利した。

この段落を支配する一つの言葉は「コントロール」である。マリー・フレミングの回想記は次のように始まる。「この世で私が最後に求めるものは、自宅で、パートナーのトムの腕に抱かれ、成人した二人の子供コリンナとサイモンに見守られて死ねることです。腕に抱かれ、囁きを聞きながら死んで行きたい……私は訴訟を起こさなければなりませんでした」。

フレミングは裁判までの数年間に何度か死にそうになった。マリー・フレミングは一回以上死の出口に近づいたが、逸れたようだ。「肺炎で死にかけたとき、トムは私に助かりたいか否かを尋ねました。私は生きるほうを選びました。死ぬ時ではありませんでした」。彼女はパートナーの腕に抱かれ、二人の子供がそばにいるときに死にたかったのである。これはフィリップ・アリエスのロマン主義時代の「美しい死」を想起させる。「この世を去る一人と残される多くの者が、最も完璧に融合する場」である。フレミングとカーランには初めは自殺幇助の考えがあった。「死ぬのを手伝ってほしいと彼に初めて言ったとき、〈医者を呼んで注射してもらおうとした〉が、そうしませんでした。肉体上も、法律上も、難しい手続きを辿りそうだったからです」。

二人はスイスのディグニタス・クリニックへ行くこと考えたが、やめることにした。替わりに裁判に訴えることにした。フレミングがそれを望んだ。「私には一度も発言権がありませんでした。子供の頃、弟たちや父の母親代わりになり、手伝ってほしいと叫びましたが、誰にも聞いてもらえませんでした。妊娠したとき、大量の薬を飲みましたが、誰も耳を傾けてくれませんでした。私がずっと聞きたかった声を法廷が聞かせてくれることを願っています」。

高等法院の初日、弁護団の一人は彼女に次の質問をした。「では、緩和ケアについてはどう考えますか。ホスピスでの死を考えたことはありましたか」。フレミングは「私には受け入れられません」と答えた。法廷は同情的だった。アイルランド高等法院のニコラス・カーンス裁判長は、フレミングは「いろいろな意味で、本法廷の誰もがめったにお目に罹れない異例の証人だ」と発言した。しかし、判決は彼女に不利だった。「法廷は、現憲法下で、私の権利が自殺幇助の禁止を無効にすることを認めなかった」。判決内容は次のとおりである。「能力ある成人の患者は、死に至ることになるとしても、医療を拒絶する権利を有する一方で、第三者が積極的に他者を死に至らしめる手段をとることとは全く別の問題である……」。

二人は最高裁へ上告し、敗訴した。しかし、判決では、マリー・フレミングに対して何らかの特別措置が考えられないものかを示唆しているように見える。

スーザン・デーナム裁判官の発言を引用すると「判決内容は、必ずしも、国家に可能性が開かれていないと解釈されるべきではない。結局、アイルランド議会《エアリヒタス》は、フレミングさんの場合のような件を扱うために相応しい保護措置を取ることに納得した」。私は発言に十分な満足を感じなかった。

二〇一三年四月末に最高裁判決が出た後、トム・カーランはアイルランドのテレビの長寿番組「ザ・レイト・レイト・ショー」に感情も露わに登場し、マリー・フレミングの手紙を代読した。

「私の言うことに耳を傾けていただいて感謝します。これは法廷で見過ごされたことです。私は、判決に落胆し、私の声が届かなかったという思いであり、そのほうがもっと残念です」。

マリー・フレミングは、最高裁判決から七カ月後の二〇一三年十二月に、自宅で死去した。彼女の最期に立ち会ったのはトム・カーラン一人だけだった。「マリーは望んでいた通りに亡くなりました――自宅で、私の腕の中で安らかに」。「実質的」な裁判費用の多くは国が支払った。

マリー・フレミングの物語は気になる話である。核心はコントロールへの執着である。多発性硬化症を発症する前の彼女の人生は平穏ではなかった。マリーが子供のとき母親が家を出て、マリーは兄弟の母親代わりになった。十代で妊娠した。薬の多量摂取があった。結婚に二度失敗した。高等法院に出廷し「自分の望みが叶う」ことを期待したと述べ、その通りになった。彼女は有名なアイルランドのヒロインになった。報道はほぼ全面的にマリーを支持し、勇敢で、賢く、高潔と書き立て、感動的人物であった。しかし、判決を下した裁判官たちから推測するに、法は臆病で、愚かで、愛情に飢え、感動を与えない者を保護するためにも存在している。

マリー・フレミングは、死ぬ権利のために闘っていたのではなく、自分自身の、かなり個人的な目的のために死ぬ権利を求めていた。彼女は自然が時期と方法を決める予知できない死が嫌で、自分で書いた筋書どおりの死にしたかった。それの何が悪いのか。マリー・フレミングに限れば、何も悪くはない。しかし、マリーが勝訴していたら、アイルランド憲法は改正されることになっただろう。演出された死など考えもしない脆弱な、病気の高齢者たちの前に突然新しい「選択」が登場することになっただろう。医師は突然新しい「役割」に直面することになっただろう。

この件は別の面でも教えられることがある。前述のとおり、報道振りはほぼ全面的に彼女を応援し、反対意見を寄せ付けなかった。病気と、道徳的にあってはならないことが混じり合っていた。助からない進行性の病の患者に異論がある者は受け入れられなかった。病人には道徳的権限があると特別視されている。私たちはマリー・フレミングの病気に同情はするけれども、社会としては、一個人の特別な死という突飛な考えを満足させるために法を変えることはできない。

トニー・ニックリンソンも、マリー・フレミングのように自殺幇助の権利を求めて（イギリスの）高等法院へ訴えた。フレミングと同様に敗訴した。高等法院が医師への終末援助の請願を却下した数日後の二〇一二年八月に死去した。評決後に彼は飲食を拒絶した。「公式の死因は肺炎でした」と未亡人のジェーンは言ったが、「本当は失意でした。判決の知らせがあってから一両日で容体が悪化しました。諦めたのです」。ジェーンがこの状況をちっとも意外と思わなかったことは確かである。彼は裁判で死ぬ権利が認められなかった挫折感から死んだのだ。それからジェーン・ニックリンソンは夫――故人――に代わって死ぬ権利を求めて法廷闘争を行うという奇妙な展開になった。彼女の訴えは、最高裁でも欧州人権裁判所でも退けられた。ニックリンソンは、マリー・フレミングとまったく同じで、〈自分の〉筋書どおりに死ぬ権利がほしかったのである。問題は病気や死自体ではなかった。またしても、問題はコントロールだったのである。フレミングもニックリンソンも病気で身体能力を失った。自分の思い通りにするためだけに死ぬ方法を指図していたのだろうか。

ジェフリー・スペクターは、二〇一五年五月にスイスのディグニタス・クリニックで死去した。死ぬ直前の一週間をテレビカメラのフィルムに収めた。スペクターは六年前に脊髄の腫瘍と診断されていた。手術不可能で麻痺が拡大していった。手の指の感覚が鈍くなったとき、『ガーディアン』によれば、「人生の最期は自分の思い通りに」しようと思った。家族は考え直すよう懇願したが、実業家として成功したスペクターは、どうしても自分の思い通りにしたかった。腫瘍の進行は遅かった――すでに六年が経過していた――この先数年は自立した生活が送れるはずだった。ジェフリー・スペクターはリチャード・フォードについて何と言っていたのだろう。

自殺幇助の支援運動の根っこには人間性に対する無知があり、例外的な個人の体験や見解に左右されているようだ。私は危なっかしい家族や怪しげな医者（私が一九八〇年に出会ったハロルド・シップマンのような）を見て来ているので、マリー・フレミングの評決では心底ほっとした。

二人の人間が、通常外部の介入なしに〈助け合う〉心中にも教えられるところがある。ときには哲学者セネカと妻のパウリーナの場合のように、計画どおりにいかないこともある。自殺し損なって、セネカは死んだが、パウリーナは死ななかった。他にもハンガリー生まれのイギリス人作家アーサー・ケストラーと妻のシンシアの例があり、私はこれにはいつも当惑する。ケストラーはしばしば死について書いており、パーキンソン病と白血病を患い、七十代で自殺した。遺書を残し、こう結んでいる。「妻は三十四年間人生を共にしてきたので、私の死後の人生は考えられないと決断した」――まるで後から思いついたようだ。私が知る限り、一九八三年に二人がアルコールと精神安定剤の混合薬で自殺したとき、シンシアは健康で、精神疾患もなかった。ケストラーは女性の役割について特別な見方をし（自我がかなり強く、横柄で、強い性格だった）、彼のいない「人生は考えられない」とまことしやかに自殺を認めても不思議はない。ジェフリー・ゴーラー風の喪の期間が明けた後、シンシアは心変わりした可能性が高い。故人となった夫の傲慢なエゴイズムを顧みるために生き延びたのかもしれない。シンシア・ケストラーはパウリーナほど幸運ではなかった。ケストラーは自分の思い通りに死のうとしたばかりか、ヒンドゥ教徒の妻の殉死《サティ》のようなグロテスクなやり方に妻を引き込もうとした。

シシリー・ソンダースは、自殺幇助を依頼する人間は（一）「痛みから解放されたい」、（二）「死なせてほしい」、（三）「殺してほしい」（今すぐ／後で――ふつうは後で）の三グループに分けられると言った。第一と第二のグループは死なずに済む方法での問題解決を求めている。第三グループは残る少数派である。このグループは――ジェフリー・スペクターが良い例――生活の大部分を思いどおりにしてきたので、自分の死についてもそうしたいと考えるのは理解できる。

自殺幇助の手助けを訴えるのは、ほとんどが能弁で頭の良い人たちばかりである。だが、すでに見てきたように、「リバプール・ケア・パスウェイ」に入った死が近い患者の大多数は、自分の死が近いことすら知らなかった。フィリップ・アリエスの観察では「貧者の人生はつねに自分ではどうにもならない宿命を背負っている」。だが、マリー・フレミングやトニー・ニックリンソンには正しく思えたことでも、社会一般にとってはよろしくない。殺すことが普通になれば社会は荒《すさ》む。

メアリー・ワーノックは有名な倫理哲学者であり、イギリスの知識階級の模範である。彼女は認知症の人たちについてまるで時代遅れの考え方をしている。

認知症の人は他人の生活――家族の生活――を無駄にしており、国民保健サービス（NHS）の資金の無駄遣いである……苦痛に耐えられないなら、誰かが死ぬ手助けをしてやるべきとの意見に私は大賛成だ……将来はそうなるべきだと思う。思いきり直截に言えば、他人の安楽死を許していることになる。

この発言は世の怒りを買ったが、ワーノックは高齢で、名門出身のため大問題にはならなかった。私はこの人の無頓着さと気力には敬服するが、もちろん失望した。ワーノックは、養護施設や老人病棟の実態からかけ離れたオックスフォード大学の談話室で人生の大半を過ごしてきた。私は長年NHSで働いたが、自分は限られた予算の無駄遣いかもしれないと考える患者には一度たりとも出会ったことはなかった。自分が国の負担だとの感覚は、古代のスパルタ人には分かるかもしれないが、現代イギリス人には分からない。メアリー・ワーノックは、認知症にはいろいろな症状があることが理解できていない。ものも言わず、自制できない極端な症例もあるが、軽い記憶喪失程度で、多少の介助は必要だが普通の生活を送る人たちもいる。

私は、医師が「人を殺す」免許を得ることになる将来を危惧する。家族が公権力を得て「主張者」となり、立ち上がることを危惧する。そんな免許が与えられれば、言うとおりになる従順な医師が出かねないことを危惧する。議論の一方にメアリー・ワーノックがいて、他方に過激な反年齢差別主義の医師がいて、その中間に認知症患者のための中道がある。そういう人たちを安楽死させる免許を持った死刑執行医師は必要ないが、同時に肺炎のような急性期病を治療する必要はない。患者を殺さず、医療費の過剰負担なしで、安らぎと看護が与えられる。自殺幇助は「滑りやすい坂」ではない。社会の規範や価値観の大変革《パラダイムシフト》である。

米国オレゴン州では、一九九七年に尊厳死法が施行され、病気で助からない人への致死量のバルビツール酸系の処方と薬剤の自己管理が認められている。法成立から約二十年を経て、この自由を行使した人は千人につきわずか三人だった。致死処方が認められる人の三分の一が利用していない。四百六十人中二十人が薬を吐き出し、ある患者は死ぬまでに百四時間かかった。「医師の話では、患者の心臓がじょうぶだったようだ」と語ったのは、処方箋を付与されたオレゴン州民を「支援し監視する」団体「同情」の事務局長ジョージ・エイミーである。六十五時間眠り続けた末に目を覚ました患者もいた。エイミーの話では、この人は「薬の苦さを消すために緩下剤を飲んだが、それが薬の速やかな吸収を抑えたので」目を覚ましたそうだ。この人は二週間後に自然死した。

自殺幇助に反対する人たちは、貧困者、無教育者、慢性病や精神障害者のような弱者はこの種の死の影響をうけやすいと主張している。二〇〇七年にオレゴン州とオランダで調査した研究では、こういう主張の証拠は見つからなかった。「危険性の高い」唯一のグループはエイズ感染者だった。

私はこの研究結果を意外だと思わない。「弱者」にコントロールへの情熱はまずない。

医師としての私は自殺幇助に真正面から反対するが、もう一人の私は、自ら人生を終える自由があるという考えに（多少）引かれる。私が医師でなかったなら、自殺幇助を支持したかもしれない。ただし、私は避けられない老齢期の不幸に対する不用意な回答としての「需要に即した死」という考えには慎重である。「罹患率圧縮」という現代の福音は一部非難なされるべきだ。これはスタンフォード大学医学部のジェームズ・F・フリーズ教授によって普及した概念で、初論文は一九八〇年に書かれた。簡単に言えば、長寿化につれて、老年は健康で活動的な生活をする一定の時期があり――長期化する――その後は短く、苦痛の少ない、最終的な病気に罹る、と「罹患率圧縮」は教えてくれる。ジョギングする八十代のイメージに翻弄されるアメリカのベビーブーマー世代は、この考えにかなり投資し、真実であってくれと必死である。残念ながら、真実ではない。研究を重ねた結果、長寿化は障害の増加や社会的孤立、独立不能が伴うことが判明した。アメリカ人の半数は晩年を施設で過ごしている。自殺幇助の需要は、「罹患率圧縮」がおとぎ話であり、老年期が必ずしも黄金時代の延長ではないことに落胆したために煽られているのではないのだろうか。

私はコントロールについての極端な二例――「私を殺してください」と「私を死なせないでください」――について書いてきたが、ともに妄想である。最後は自然が決めるだろう。

第八章　哲学するとは、死に方を学ぶこと

昔から（ほぼ変わらのない）哲学の主張は、死を心静かに受け入れる心構えである。ソクラテスとセネカは、死を恐れてはならず、つねに念頭に置くことで恐怖に打ち勝てると説いた。私はそう思ったことはない。この考えを普及させたのはモンテーニュだった。ミシェル・ド・モンテーニュ（一五三三〜九二年）はフランスの貴族であり、三十八歳で公職を退き、残る二十年間を読書と、思索、「随筆《エッセイ》」と呼ぶものの執筆に費やした。エッセイという文学形式を考案したのはモンテーニュだと言われている。彼のエッセイは、それまでの文学とは異なっていた。かなり個人的で、思索的、率直、とりとめがなく、著名な古典作家の著作からの閃きがあった。モンテーニュの両親は息子にラテン語教師を雇い、彼は母国語のフランス語を喋る前にラテン語を流暢に話した。だから、モンテーニュはキケロ、セネカ、マルクス・アウレリウスなどの古典と人物に深い影響を受けた。

青年モンテーニュは法官と、公務員、外交官として活躍した。つねに死が頭から離れなかった。

若い頃、親友のエティエンヌ・ド・ラ・ボエシ（ペストで死亡）を亡くし、六年後には弟アルノーが珍しい事故（当時のテニスボールが頭にぶつかり脳内出血を起こす）で死亡した。彼には六人の子供がいて成人したのは一人だけだった。モンテーニュはストア派的な死生観を持つようになった。有名な彼のエッセイ「哲学するとは、死に方を学ぶこと」はキケロからの借用であり、キケロもソクラテスからの借用である。ストア派は不可避な運命に対して文句を言わず、勇敢に、甘受すべきことを教えた。運命は自分ではどうすることもできないが、死などへの対応は変えられる。「つねにあらゆる局面を具体的に想像しよう。馬がよろめいたとき、タイルが落ちてきたとき、軽い痛みを感じたときには、死ぬかもしれないと、すぐに考えよう」。

だが、モンテーニュは三十六歳のときに大事故に遭ってから持論を考え直さざるを得なくなった。落馬して重傷を負った。意識が朦朧とした状態で寝ていて、彼は恐怖や苦痛を感じていない自分に驚いた。死ぬだろうと思いつつ、気持ちは安らいでいた。「確かに、苦痛どころか、眠りに落ちるときのように心地よかった」。モンテーニュは奇跡的に助かり、苦痛はあったが身体は徐々に回復した。この事件で、彼の死に対する考えは一変した。「死に方を知らなくても大丈夫。その時になれば自然がすべきことを懇切丁寧に教えてくれる。自然が完璧に仕事を遂げてくれる。だから、思い煩うことはない」と。サラ・ベイクウェルは、モンテーニュの伝記『いかに生きるか（*How to Live*）』（二〇一〇年）で「『死を案ずるな』は、いかに生きるかという問いに対する彼の最も基本的で、自由な回答になった。それが、まさにそれ（生きること）を可能にした」と書いている。

哲学者は良い死を遂げるか

哲学者や死について書いた（トルストイのような）作家は、あまり考えない哲学者や作家よりも良い死を遂げられるのだろうか。私の月並みな結論はこうだ。良い死を遂げる哲学者もいれば、そうでない哲学者もいる。哲学者でない者ととくに違いはなさそうだ。

モンテーニュは死ぬほどの体験をしたことで、死ぬのは楽だと思い続け、残りの人生も死を恐れるべきではないと確信した。これはまさに心理的なトリックだったが、彼が死んだときの話が正しければ、勇敢に死に臨んだことには間違いないが、安らかどころではなかった。彼は五十九歳で扁桃周囲膿瘍により死去した。生前、彼は「キャベツを植えながら」死にたいものだと語っていた。そうはならなかった。ベッドに横たわり、何日も苦しみ、ゆっくり死んでいった。苦しそうに息をして、全身が異常にむくんでいた。彼はエッセイの一編で、最も恐れる死は舌を切られ、話せなくなることだと書いていた。彼の病気はまさにそれだった。

モンテーニュの死は、フィリップ・アリエスが述べた公然たる死の典型だった。家族と、召使、司祭がそばにいた。特別信心深い人間ではなかったが、遺言を残し、自分の部屋で最後のミサを執り行った。モンテーニュはこのミサの最中に、息を詰まらせて死んだ。気管が膿瘍で塞がれてしまったのである。これはまさに彼が避けたかった死だった。

……母、妻、そして子供たちの泣き声。驚き悲しむ友人たちの参列。青白い顔でひそひそ話をする召使たち。細いロウソクがともされた薄暗い部屋。寝台を取り囲む医者と聖職者たち。要するに、そこにあるのは恐ろしさと不気味さだけだった。私たちはすでに死んで埋葬されているようだ……

画家ジョゼフ・ニコラス・ロバート・フルリーは、モンテーニュの死を『モンテーニュの最期（*Les dernieres moments de Montaigne*）』（一八五三年）に描いた。薄暗い部屋の中での不気味な儀式や準備の様子や、青白い顔でひそひそ話をする召使たちが描かれている。モンテーニュは死を恐れないことについて多くの名言を残したが、彼の避けたかった死は哲学的考察では防げなかった。

彼が死について参考になることを言っていないのは、十六世紀のフランスにおける死は私たちが現在経験している世界とは別だからである。モンテーニュの時代には老齢の死は珍しかったが、現代ではあたりまえになっている。

ヒュームやウィットゲンシュタインのように、まさに「哲学者の死」を実践して死んだ哲学者がいた。一方で、アルベール・カミュ（一九一三～六〇年）のような人は、その人らしい死に方を遂げた。カミュは汽車で旅行する予定をしていて、車の衝突事故で死亡した。コートのポケットから未使用の切符が見つかった。彼はかつて衝突事故死ほど無意味な死はないと述べたことがあった。「だから、カミュはポケットに汽車の切符を入れたまま、自動車の中で死んだ」とマイケル・フォーリーは『不条理の時代（*The Age of Absurdity*）』で「他者の進路を受け入れた結果の不条理主義者の譬え話」を書いた。

偉大なスコットランド人啓蒙哲学者で歴史学者のデイビッド・ヒューム（一七一一〜七六年）は心が平静で、人当たりの良い好人物と誰もが一致した見方をする。ジュール・エヴァンスは『人生の哲学（*Philosophy for Life*）』（二〇一二年）で彼の死を詳しく述べている。

ヒュームは随筆家、歴史学者、そして哲学者として長年顕著な活動を送った後、六十代で腸の病気になった。おそらく癌だろう。友人の哲学者アダム・スミスによれば、ヒュームは、初めは病気と闘った。しかし、症状はぶり返し「回復の望みを自ら断ち切ったときから」陽気に振る舞い、死に対する諦念と充足感に浸った。

ヒュームの最後の病床は十六カ月と長く、その間に短い自伝『私の生涯（*My Own Life*）』を書いた。

不調による苦痛はほとんど感じなかった。不思議だが、体力はかなり衰えているのに精神はいささかも衰えず、もう一度人生を繰り返すとすればこの時期にしたいほどだった。

ヒュームは無神論者で、死を消滅と考えた。しかし、リチャード・ドーキンス流の戦闘的な無神論者ではなかった。いかにも、ギボンのように、人は宗教上の礼儀作法に従うべきであり、とくに女性や召使との応対ではそうだと考えた。トーマス・ボズウェルはヒュームの臨終間際に彼を訪れ、その落ち着きに面喰った。「死んで何もかも消滅すると考えると不安にならないか」と私は尋ねた。彼はちっとももと答え、ルクレチウス（訳註　共和制ローマ期の詩人・哲学者。エピクロスの思想を詩の形式で解説し、死によってすべてが消滅するとの立場から、死後の罰への恐怖から人間を解放しようとした）のように思考と同様に泰然自若としていた。

生命倫理学者のフランクリン・G・ミラーは、ヒュームとクリストファー・ヒッチェンズの死を比較した。死んだのはともにほぼ同年齢（ヒュームは六十五歳、ヒッチェンズは六十二歳）で、発病から死までの期間もほぼ同じ（各々十六カ月と十九カ月）である。両者とも、死は深い眠りだと信じていた。ヒュームの時代には医療と呼べるほどのものはなかったので、彼は自伝を書いて十六カ月間を過ごし、病気と闘い、闘病の辛さや副作用とは無縁だった。ヒッチェンズは、前述のとおり、十九カ月を「腫瘍の町《トゥーマータウン》」で過ごした。「今日では、癌で死ぬときにヒュームのように平静でいることは非常に難しい」とミラーは述べた。

死に直面して泰然と振る舞ったヒュームに匹敵するのは、ルートヴィッヒ・ウィットゲンシュタイン（一八八九〜一九五一年）くらいである。サイモン・クリッチリーは『哲学者の死に方（*The Book of Dead Philosophers*)』（二〇〇八年、河出書房新社より邦訳）でウィットゲンシュタインの最後の数カ月を次のように語っている。

末期癌と診断され、彼はやはりというような様子を見せて、診断後はベヴァン医師夫妻の家に移り住んだ……余命二カ月の間に『確実性の問題（*On Certainty*）』として刊行される原稿の後半を書き上げた……ベヴァン夫人との友情を育んだ。毎夕六時になると二人でパブへ行き、夫人はポルト酒を飲み、ウィットゲンシュタインはコップの中味をハラン（訳註　ユリ科の常緑多年草。大きな葉を地表に立てる植物）に空けた。夫人は彼の誕生日に「お誕生日おめでとう」と電気毛布を贈った。ウィットゲンシュタインは夫人の目を見つめて「もうないだろう」と言った。ベヴァン夫人は臨終の夜、彼に付添い、明日お友達が訪ねてきますよと言うと、彼は「素晴らしい人生だったとみなに伝えてくれ」と言った。

アーネスト・ベッカーが亡くなる前、哲学者のサム・キーンは病院へ彼を見舞った。アーネスト・ベッカーは、私が病室へ入ると、まずこう言った。「ぎりぎりのところで間に合ったなあ。これは私が死について書いてきたことのテストだ。そして、私は、人はどのように死に、どのような態度を取るかを示すための機会を摑んだ。堂々と、男らしい態度かどうか。

そこにどんな考えが見て取れるか。人は死をどう受け入れるか……」。

モンテーニュのヒーローのセネカ（紀元前四年〜六五年）は非常に裕福なストア派の哲学者という珍しい存在だった。セネカは自分の元生徒だった皇帝ネロを怒らせて、自死を命じられた。彼は妻のパウリーナと死ぬことにし、風呂につかって静脈を切るというローマの伝統の方法をとった。しかし、血管から血が出なくなり失敗に終わった。結局、セネカは蒸し風呂で窒息死した。長引く、混乱した、薄気味悪い出来事だった。ストア派哲学者にしては威厳のない死去だった。元気で、死を厭わないパウリーナは生き残った――皇帝ネロはパウリーナに死ぬことを禁じ、彼女の傷に包帯が巻かれた。パウリーナはその後長生きした。ここから学ぶことはあるだろうか。アーサー・ケストラーの妻のシンシアがパウリーナのことを知っていれば、夫との死の約束にあんなに熱心ではなかったかもしれない。知恵と、経験、財産に恵まれたセネカでさえ、伝統的なストア派的な死を遂げられなかった。彼のぶざまな死は気高さより、お笑い種になった。

ヨハン・ウォルフガング・フォン・ゲーテ（一七四九〜一八三二年）は、当代きっての賢人と称えられ、八十二歳まで生きて、最期まで衰えを見せなかった。友人の詩人ヨハン・ペーター・エッカーマンは『ゲーテとの対話（*Conversation of Goethe*）』（一八三六年及び一八四八年、岩波文庫など邦訳）で「ゲーテの死の翌朝、もう一度生前の姿を見たいという強い衝動にかられた。忠実な召使のフレデリックが、遺体が安置された部屋のドアを開けてくれた。真っ直ぐ上を向いて横たわるゲーテは眠っているようだった。崇高さを漂わせる表情は静謐《せいひつ》と安らぎに満ちていた」。だが、医師の日記を見ると、最期は「恐怖と動揺に苛まれていた」。彼の臨終の言葉は有名な「もっと光を」だった。オーストリアの小説家トーマス・ベルンハルトは短編『主張（Claim）』を書き、主人公はあらゆる機会に、ゲーテの臨終の言葉は「もういい」だったと主張する。この男はあまりに執拗なので、最後には精神病院に収容されることになる。ゲーテと仲が良かったフリードリヒ・シラー（一七五九〜一八〇五年）は肺炎に罹って亡くなった。その時ゲーテも病に臥せっていたが、回復した。シラーは死の前にうなされ、臨終の言葉は「天国か、地獄か」（Ist das euer Himmel, ist das euer Hölle?）だった。ゲーテとシラーはヴァイマルに並んで埋葬された。

フィリップ・ラーキン（訳註　イギリスの詩人）は宗教の言うことにも、哲学の主張にも捉われなかった。

これは恐がるための特別な方法
追い散らすのはわけない　宗教は言ってきた
巨大な、虫食いの、絢爛たる響きは
人は死なないと嘘をつくために創られた
そして、もっともらしく言う
理性ある存在は、恐いと思わなければ恐れようがない……

ラーキンはハルの病院で死去した。クリストファー・ヒッチェンズと同じ食道癌で、六十代前半（六十三歳）だった。死の前日に彼を見舞った友人はこう述べた。「薬の投与がなかったら、うわごとを言い続けただろう。それくらい恐がっていた」。

小説家のエリザベス・ジェーン・ハワードは、自分が知るもっとも死に憑かれた三人はラーキン、キングズリー・エイミス、それにジョン・ベッチェマンだとジュリアン・バーンズに語ったことがあった。桂冠詩人（訳註　イギリス国王から任命され、王室の慶弔の詩を詠む詩人）のベッチェマンは『遅咲きの喜び（*Late-Flowering Lust*）』で中年期の恋愛は避けられない運命を思い出させるだけだと冷ややかに吐露した。

恐怖に駆られてあなたにしがみつく
あなたも私にしがみつく
なんと弱々しいあなた
これからどうなることやら――
一週間か、それとも二十年先か
それから、どんなふうに死ぬのか

恐ろしい苦痛を伴う負け戦か
それとも呼吸を求めるあえぎとの戦いか

死に憑かれたベッチェマンは、最期は、思っていたより幸いだった。彼は心底愛していたコーンウォール州トレベセリックの家、トゥリーアンで安らかに逝った。ベッチェマンの長年の恋人エリザベス・キャベンディッシュは友人への手紙にこう記した。

……彼は素晴らしい晴天の朝に亡くなりました。陽光が部屋に差し込み、フランス窓を開け放し、庭から芳しい香りが部屋いっぱいに広がり、キャロル（ベッチェマンの看護師）が彼の片手を、私がもう片方を握り、彼は両腕にアーチー（テディベア）とジャンボを抱え、猫のスタンリーが彼のお腹の上で眠っていました。

ベッチェマンの伝記の著者A・N・ウィルソンは「彼の死に際は完璧で、幸せな子供時代を過ごしているようだった」と述べた。

サマセット・モーム（一八七四～一九六五年）は、ロンドンの聖トーマス病院で医学生として働いた五年間に、死と苦しみをいやというほど知った。彼は病院の病棟とランベス地区の貧民街（産院で事務員をした）で多くの死を目の当たりにし、気高さは感じなかった。

私はこの目で見た事実をノートに書き留めた。それは一、二カ所ではなく十カ所以上ある。苦痛に気高さはなく、屈辱であることを知った。苦痛は人を利己的に、卑しく、狭量に、そして、疑い深くする。人間を小さくする。偉大にはしない。人間以下にする。人は自分の苦痛ではなく、他人の苦痛で諦めを知ることを猛然と書き込んだ。

モームは医師にはならなかったが、医学生としての体験から、人間はそれほど善いものではなく、人生は無意味であるとの人生観が生まれた。モーム自身は長い、すっきりしない最期を迎えた。九十一歳と長命だったが、最期の数年間は認知症で気分にむらがあった。九十歳の誕生日に『デイリー・エクスプレス』の取材に応じた際には、死にたいと述べた。「そのことに酔いしれている。最終的かつ完全な自由が与えられるように思う」と。伝えられているところでは（真偽は定かでない）、モームは臨終間際に哲学者のA・J・エイヤーをリビエラの自宅「ヴィラ・モレスク」に呼んだ。彼は、筋金入りの無神論者のエイヤーに、死後の世界はないと言ってくれと頼んだ。エイヤーは喜んでそうした。その後二十年以上経って、エイヤーは喉にサケの欠片《かけら》をつまらせると臨死体験をした。エイヤーはこの体験により「死が意識に終止符を打つことはないという強力な証拠をつかんだ」と述べている。エイヤーの妻、ディーはジョナサン・ミラーに言った。「夫は死んでからさらに素敵になりました」。

トルストイ（一八二八〜一九一〇年）は、小説で死について独自の心理的、霊的理解を示したが、自身の死に方は見苦しく無様だった。八十二歳になって、彼は勇気を奮い起こして妻のソニアと別れる決心をした。何年も前から二人の関係はぎくしゃくし、弟子たちが彼の別荘「ヤースナヤ・ポリャーナ」へちょくちょく顔を出すようになっても助けにならなかった。大小説家は真夜中に家を抜け出したが、間もなく肺炎に罹り、数日後に田舎町アスタポーヴォの駅長宅で死去した。小さな町に新聞記者やカメラマンが押し寄せて過熱取材となった。少なくとも六名の医師が、それぞれ彼の死の病を記録し、皇帝のスパイがサンクトペテルブルクへ報告した。

ジョージ・オーウェル（一九〇三〜五〇年）は、一九二九年にパリのコーチン病院にしばらく入院した後、『貧しき者の最後』で病院で死ぬことの恐しさを書いた。彼は一九五〇年に長く患っていた肺結核のため、ロンドンのユニバーシティ・カレッジ病院で死去した。バーナード・クリックはオーウェル伝記の中で、彼は死ぬと思っていなかったと述べた。死ぬ間際にスイスのサナトリウムへ行く計画を立てており、そこで美味しいお茶が飲めるかどうかをとても気にしていた。「あそこの中国茶はひどくてね。私はセイロン茶が好きなんだ。それも濃いやつが」と言っていた。オーウェルは真夜中に吐血して死んだ。そばには誰もいなかった。

ジークムント・フロイトは、一九三九年にロンドンで死去した。前年にウィーンを逃れて来ていた。十六年間以上にわたって三十回を超える手術を受け、放射線療法も数回行っていた。死ぬ二カ月前まで患者を診ていた。最期の頃は、ルーンというフロイトの飼い犬チャウチャウは、フロイトの壊死性腫瘍の臭いで、ご主人と同じ部屋にいられなくなった。主治医のマックス・シューアはロンドンまでフロイトに付添い、約束を守った。「痛みがぶり返すと、モルヒネを〇・〇二グラム注射しました。すると苦痛の表情が消えました。十二時間おきに投与を繰り返しました。明らかに余力は尽きかけており、昏睡に陥り目覚めませんでした」。最期は約束どおり、シューアはフロイトの死の友《アミカス・モルティス》だった。

ヒュームとウィットゲンシュタインが見せた美徳の組合せ――勇気、気高さ、知性、それと事実を怯まずに受け入れる態度の――はめったにお目にかかれない。セネカ、ゲーテ、モーム、トルストイにしても、死と終末に深い洞察がありながら、無教養な大衆を凌駕する死に方ではなかった。ヒュームやウィットゲンシュタインのように、品格を見せて勇敢に死んだ無名の人々は歴史上（モンテーニュの近隣の農民など）たくさんいたはずである。哲学者や死亡学者だからといって優れているわけではない。サラ・ベイクウェルはモンテーニュについてこう結んだ。「哲学者は支配し続けようとするので、この世を去りがたいのだ。『哲学することとは、死に方を学ぶことである』はもういい。哲学とは、農夫には生まれつき身に備わっている自然の技を教える方法のようである」。

では、哲学とは死の恐怖を和らげられない、時間の浪費だろうか。モンテーニュやセネカほど有名ではない作家たちの中には、死について大事なことを私たちに告げている者がいるかもしれない。モンテーニュは死が近い人間と話をしなかったが、緩和ケアに従事するオーストラリア人のブロニー・ウェアはそういう人たちと話をし、『死ぬときの五つの後悔（*The Top Five Regrets of the Dying :A*

Life Transformed by the Dearly Departing)』（二〇一二年、新潮社より邦訳）を書いてベストセラーになった。五つとは（一）他人の期待を慮ることなく、自分らしく生きる勇気があったらよかった。（二）働きすぎなければよかった。（三）自分の気持ちを素直に表す勇気があればよかった。（四）友人たちと連絡を取り合っていたかった。（五）もっと自分自身の幸せを求めればよかった、である。死を否定すると、本物の人生を送れないことになるとウェアは言う。「その代わりに、私たちは物質的な生活や、関連するとんでもない行動を通して自分を認めようとし続けます。死が訪れる前に、避けられない死を直視し、死を素直に受け入れることができれば、人は手遅れになる前に自分の優先順位を変えるものです」。

フランス人哲学者のマリー・ド・エヌゼルも長年緩和ケアに従事し、ベストセラーになった『今をつかめ（*Seize the Day*）』（二〇一二年）を著した。伝えたいことは同じで、「死は大いなる覚醒と充実した人生へ導く扉かもしれない」である。その秘訣は、もちろん、まだ健康なうちにそう考えるようになることである。

ジュリアン・バーンズはヘルシンキのレストラン「カンプ」にある「レモンテーブル」のことを書いた。一九二〇年代には、作曲家シベリウスなど知識人がそこへ集まって、死について議論したものだった。レモンは古代中国で死の象徴だったが、この特別テーブルに着いた者は、死について話すきまりになっていた——他の話題は厳禁だった。

私にも独自のレモンテーブルがある。私の勤める病院から徒歩でわずかのところにコークで最大の墓地聖フィンバーズがあり、晴れた日には昼食時間によくここを訪れる。モンテーニュのように死を黙想するためではなく、静かで、心休まる場所なので勤務時間の中休みのちょっとした散歩にうってつけなのだ。聖フィンバーズは広大で、私が一度に歩くのはほんの一区画である。広く長い並木道があり、両側にロマネスク様式の礼拝堂があって、いくつもの細い道が枝分かれしている。表門を入ってすぐが共和国区画で、独立戦争で没したトーマス・マカーテンやテレンス・マクスウィーニーなどの地元の英雄の墓がある。墓地が造られたのは十九世紀半ばで、当初は主に知的職業や商人階級の人たちの墓だった。数多の墓石には故人の身分や業績が誇らしく刻まれている。有名なコーク市民はほぼ全員がここに埋葬されている。唯一の注目すべき例外はマイケル・コリンズ（ダブリンのグラスネヴィンに埋葬）（訳註　アイルランド独立を指導した政治家）とブルース・ギタリストのロリー・ギャラガーで、ギャラガーの墓は新しい墓地聖オリバーズにあり、私の父もそこに埋葬されている。

だが、私の興味は、誰にも知られない、英雄でもない、振り返られない墓にある。どの墓石の並びにも心痛む短い文言がある。ここは三十歳の若さで亡くなった外科医だ——何があったのだろう。あそこは、十五歳の子供が眠り、その父親は子供の死後二年も経たずに後を追った。次は学生時代の知り合いの女性で、十七歳のとき白血病で亡くなった（彼女の母親と患者として会ったことがあり、随分前に亡くなったお譲さんを存じ上げていると告げると、目に涙を浮かべて聞いていた）。区画のほとんどは整然と管理が行き届いている。ほったらかしで草が生い茂る墓も僅かだがあり、墓石は判読できない。

よく維持管理されている区画には、一八八四年に四十三歳で死去した女性を称える「言い尽くせぬほどの夫と子供たちの悲しみ」の文言がある。ウィットゲンシュタインなら理解しただろう。フランシスコ修道会の修道士たちが眠る区画もあり、墓石にはアッシジの聖フランチェスコの言葉「ウェルカム・シスター・デス（Welcome, Sister Death）」が刻まれている。

前回ここを訪れたのは、よく晴れた風の強い秋の日だったが、そのとき墓地の壁の向こう側から私の名前を呼ぶ声が聞こえた。小学校の級友のKだった。梯子の上で墓地の庭の木の手入れをしていた。地元の工場で二十年間働いた末に一時解雇されて、造園業を始めていた。私は、地面に散らばっている枝を集めてやった。互いに歳を取ったこと、子供たちが家を出たこと、月日の経つのが早いことなどのお喋りをした。仕事で悩んだとき、聖フィンバーズに来るのは妙薬だ。三十分ばかり死者とともに過ごすと驚くほど気持ちが休まる。

信仰の慰め

フィリップ・アリエスは、中世ヨーロッパでは死はどのようにして生まれ変わるための通過点と考えられたのかについて述べた。それを推進する力は医療ではなく、宗教にあった。死の病になったとき、医療は現代ほど期待されていなかった。現代人が死を恐れるようになったのは、ほとんどの人が、死は消滅、忘却と考えるからである。強い信仰を持つ人間は、死や終末をあまり恐れないと思うかもしれない。だが、私はそう思わない。米国は確かに世界で最も神を恐れる国であり、最も死を恐れる国でもある。緩和ケアの同僚から、米国では、聖職者が死の間際に深い精神的危機を体験することが多いと聞いた。ある枢機卿の話だが、末期癌と診断されて同僚の司祭に打ち明けた。打ち明けられた司祭は枢機卿を祝い、もうじき神と天使のところへ行けるので羨ましいと言った。この司祭は一種の佯狂者《ようきょうしゃ》（訳註　正教会の聖人のうち、世を離れず、ぼろを纏って市井を徘徊し、夜は聖堂の軒下に野宿して祈る聖人のこと）だが、真の信者の反応はこういうものではないだろうか。J・G・バラードは、フランシス・ベーコンの「教皇」絵画の連作（ベラスケスの描いた教皇インノセント十世の肖像画に触発された）について「ベーコンの教皇たちは神がいないことを知って絶叫した」と書いた。

ベーコンが描いた教皇たちとはちがい、私の伯父――司祭――は本当に神を信じていた。信仰は死ぬときの支えになっただろうか。私はなったと思う。伯父は九十歳で、一年以上持ちこたえたが、死を恐れていた。死ぬのが恐いのではなく、孤独死を恐れていた。頭は柔軟で、神学と哲学に造詣が深かったが、田舎者のような素朴で揺るぎない信仰を持っていた。肉体の死は永遠の命へ開かれた門だと固く信じていた。死が迫り、家族は交替で伯父に付添った。死の直前の二十四時間はシリンジポンプの麻酔で意識が朦朧としていた。最期の苦悶の中で伯父は「家へ帰りたい」と叫んだ。伯父にとって家とは、常に、七十年以上前に離れた土地ドロモアだった。ドロモアは彼の宗教ともいえる神秘への憧れであり続けた。父と母を敬え。その言葉どおり彼は両親を敬い、天国で再会できるように毎日祈った。

伯父の三姉妹の長女は修道女で、何時間も傍らに付添い、祈った。私の弟が、疲れるから休むよう促して食事を摂らせた。私の家内（スコットランドのカトリック教徒）と義理の姉（バイエルンの福音ルター派信徒）が交替で付添い、それから間もなく伯父は死去した。伯母は臨終のときそばに居てやれなかったことを悔やんだ。間もなく家族みんなで故人を囲み、ロザリオの祈りを捧げた。伯父の葬儀は、国家元首ほどではなかったが、大勢の弔問客が訪れて盛大に行われた。

義父も信仰に支えられていた。死の数日前に教区司祭が最後の秘蹟を授けるために訪れて、懺悔を聞いた。義父は司祭に、死にたくないが、心の準備はできていると言った。

私の世代は、組織的宗教にも、熱狂的な物質主義にも失望し、信仰の慰めを享受できない。私が生まれ育ったアイルランドは、名ばかりの神政国家になった。二〇〇一年に戻って来たときのアイルランドは、ディズニーの『ピノキオ』の「プレジャー・アイランド」を思い出させた。三十年の間にカトリック教会の力は衰退し、盛り返すことはもうないだろう。それから間もなく「ケルトの虎」（訳註　一九九五年から二〇〇七年まで続いたアイルランドの急速な経済成長）という怪物は姿を消した。その結果の精神的かつ道徳的な空白は埋められていない。死の恐れが神の恐れにとって替わった。

医師の死に方

医学の知識があると死に直面したときに非常に有利である。というか、有利であるべきである。私たち医師は先が分かる。腫瘍専門医の穏やかな言葉が読み取れる。専門医の口から出た診断が含むところを理解する。これは助けになるか——ならないか。キーラン・スウィーニーの知識は自分の役に立つか。私が避けられない最期を迎えたとき、医学の知識は、少なくとも自己欺瞞と無駄な医療から自分の尊厳を守ってくれるだろうかとよく考える。どうだろうか。二〇〇三年に、ジョンズ・ホプキンズ大学は、医師に自分の終末期医療に関する希望について調査した。ほぼ全員が事前指示書を所持していた。大多数の医師は、心肺蘇生、透析、大手術、あるいは胃ろうを希望しなかった。全員が鎮痛薬・麻酔薬を希望した。この調査結果は、医師は自分にはやってほしくない医療を日常的に患者に行っているということだった。カンサス州の病理学者エド・フリードランダーは堂々と胸に「心肺蘇生はダメ」の刺青を入れている。

ケン・マレーというアメリカ人医師は二〇一一年に『医師の死に方（How Doctors Die）』という記事を書いた。次のとおりである。

数年前、高名な整形外科医で私の恩師のチャーリーの胃に塊が見つかった。地元の外科医を探し、結果、膵臓癌と診断された。国内最高の外科医だった。彼は膵臓癌患者の五年生存率を三倍にする新治療法さえ発見していた——五パーセントから一五パーセントへ——ただし、生活の質は落ちる。チャーリーの関心は引かなかった。翌日、自宅へ戻って、診療所を閉め、二度と病院へ足を踏み入れなかった。彼はなるべく家族と気持ち良く過ごそうと努めた。数カ月後にチャーリーは自宅で死去した。彼は化学療法も、放射線治療も、手術もしなかった。医療保険をほとんど使わなかった。

あまり話題には上らないが、医師たちも死ぬ。医師は一般人のようには死なない。医師の死の特徴は、大方のアメリカ人に比べ、どれほど多くの治療を受けるかではなく、どれほど少ないかである。医師は年がら年中他人の死と苦闘しているので、自分自身が死に直面したとき、かなり冷静になる傾向がある。医師はこれから先を正確に知り、望むだけの治療が可能な立場にいる。だが、静かに成り行きに任せている。

しかし、すべての医師がチャーリーと同様の平然たる態度を取るわけではない。私の知人の医師は手術不可能な癌と診断され、数種類の化学療法をやった。どれもひどい副作用を伴ったが、最後には回復の見込みがつき、自分の診療所へ復帰した。彼は急性期病棟で死亡したが、緩和ケアは「敗北を認める」ことだと言って関わり合いを断っていた。

私の昔の上司の高名な学者は、五十七歳のときに突然体調を崩した。彼は二、三週間後に病院で死んだ。膵臓癌に気づかなかった。死後、事務室の片付けが同僚に降って来た。彼の部屋は散らかり放題で有名だったが、同僚が驚いたことに、部屋はきれいに片付けられていた。病状を知っていたか、予想していたのだろうが、誰にも話していなかった。引継ぎはスムーズに行われた。

アルベール・カミュは、人生は無意味で、唯一存在するのは不条理だけと考えた。人間は、もともと無いところに意味を求めようとして自分を苦しめる。宗教はこの意味の追求の最高の表現である。人間は何につけても意味を見つけようとする。子供のように雲や敷石にものの形を連想する。人生は話術とテーマを伴う一つの物語と見たほうが捉えやすい。カミュは、この無意味さを恐れるどころか、無意味さを進んで受け入れるべきで、自由は最終的にはそこにあるからだと言う。しかし、カミュのような存在に関する明晰な認識と勇気を持つ者はほとんどいない。自分の生と死の筋書の書き手にならねばならないとしたら、現代の俗世の人間には耐え難いほどの重荷である。人は選択に固執してきたが、子供のように限界とルールを欲しがっている。

死には、これまで見て来たとおり、尊厳と、精神性、意味などよりも、しばしば苦痛と、恐怖、退屈、不条理などの特徴がある。どうすればいいのか。私たちの死に関する問題は、先祖に比べて長生きし過ぎる点にある。生物学上は必ず死ぬと分かっていても、思考から死を遠ざけている。

第九章　永遠に生きる

一九九六年にノーベル医学生理学賞を受賞したスイスの免疫学者ロルフ・ツィンカーナーゲルは、人間の寿命は本来の長さを遥かに超えたと考えている。「人体は基本的に二十五年もつように造られていると言える。それ以上はぜいたくだ」と。アメリカの富裕な高齢者は健康維持と長寿のため多くの時間と金を費やしている。ディナーパーティーのお喋りは大腸内視鏡検査、スタチン（血中コレステロールを下げる薬）、それに、新ダイエットである。『ニュー・イングランド・ジャーナル・オブ・メディシン』を購読する一般のアメリカ人は多い。これとよく似た傾向は、私の知り合いの裕福なお年寄りにも見られる。趣味は健康と健康維持である。見上げたものだが、その論理的結末はどうだろう。平均寿命が百歳かそれ以上になれば社会への影響はどうなるのか。平均寿命が延び、出生率（白人ヨーロッパ人の）が下がるにつれて、年金の支給形態は大きく変わった。大勢の百歳が低賃金の移民の世話になる予想が目前に突きつけられている。百歳の老人の息子・娘たちは七十代、いや、八十代まで働くことになりかねない。労働市場は一変し、若者の雇用機会が減るだろう。

老化を緩やかにして、死を先へ延ばせる凄い新療法が登場したらどうだろう。利用するのは間違いなく富裕者と有力者だろう。アフリカや、アジア、南アメリカの貧困層は相変わらず食料、清潔な水、基本的医療などの必要なものだけを求めて苦労し続けるだろう。国がその種の新療法に資金提供すべきかどうかの激論が繰り広げられるだろう。高齢者は強力なロビー勢力であり、若者より選挙で投票する人が多いので、投票箱で政治家を困らせている。イギリスとアイルランドでは、有権者が一致団結して活動した結果、政治家が高齢者への社会的給付へUターンした現象があった。政治家と政策立案者は危険を覚悟で高齢者への福祉給付について論争している。豊かな西欧諸国のベビーブーマー世代は現在六十代・七十代になっていて、両親とは異なる高齢期を目指している。彼らは充分な資金と活発で経験豊かな引退生活を求めている。彼らには住宅ローンの足枷《あしかせ》がなく、確定給付型年金（訳註　将来の年金支給額をあらかじめ一定し、運用利回りを前提に保険料を定める仕組みの年金）を受ける最後の世代である。ここ数年の景気後退によってこの世代の立場は強化された。彼らは罹患率圧縮の熱烈な信奉者である。

しかし、そういう高齢化《エイジング》は希望的観測である。現在は養護施設で最後を迎える高齢者が多い。これにはいくつもの社会的理由がある。それは長寿化、大家族制度の崩壊、そして、現代の安全に対する不安である。人生の最後を養護施設で送りたい人など誰もいない。そこは独立した生活より、安全とプロトコル（訳註　あらかじめ定められている規定治療計画のこと）を重視する場所であると（正しく）認識しているのだ。アイルランドでは、ここ数年で、養護施設での事件が何度も起き、そのたびに施設の規則と監視の強化が求められてきた。政府機関による施設の視察は事前通告で骨抜きになることから、監視カメラ（職員の監視）の利用が今や定番となった。施設の職員――通常は低賃金で、無教育の移民――は絶えず監視の目に晒されていることになる。外科医で回顧録を書いたヘンリー・マーシュは、医学生のときに長期滞在の認知症病棟で働いたことで「人間の親切心の限界」を知ったと述べている。

アイルランドでは、養護施設での事件はこの限界を示したものだが、お年寄の世話を任せてきた貧しく、教育のない外国人の数が足りなくなると、みなは怒り出す。

どうすればよいか。今後、産業化以前の大家族制度に戻ることはないだろう。未来は都市化、核家族化、そして医療化される。アメリカの生命倫理学者エゼキエル・エマニュエル（シカゴ市長のラーム・エマニュエルの兄）は、二〇一四年に雑誌『ジ・アトランティック』にエッセイ「七十五歳で死にたい理由」を寄稿し、ベビーブーマー世代に対して怒りを露わにした。彼は自ら名付けた「死なないアメリカ人」を攻撃した。「寿命を延ばそうと必死の姿は見当違いで、有害ともいえる。さまざまな理由から、七十五歳を最期とするのが非常によろしい。アメリカ人は自分の両親より長生きするとしても、身体能力は失われるだろう。良いことだろうか。私は嫌だ」。

イーヴリン・ウォー（六十二歳で没）の息子のオーベロン・ウォー（六十一歳で没）は「良い両親は早死にするものだ」と言ったことがある。モンテーニュはこんなふうに言った。「他者に場所を明け渡してもらったのだから、こんどはあなたが明け渡す番である」。

チャールズ・C・マン（アメリカのジャーナリストで作家）は、二〇〇五年に「これから減る死（The Coming Death Shortage）」と題して『ジ・アトランティック』に寄稿した。未来の「三層社会」を想像したもので、最上層にいる富裕な超高齢者は、新しい治療法が発表される度に評価テストを行う。次が大きな塊の一般高齢者層で、保険で健康的な生活習慣を強いられ、医療保障で生き続ける。最後は、影響力が減り続ける若者である。マンは日本の例を挙げる。日本では六十五歳以上が三人に一人の割合で、まだフルタイムで働いている。日本人は高齢者が「扉を塞いでいる」ことに「それとなく気付いている」。成人の若者の三人に一人は無職かパート労働者であり、「社会的弱者」の生活を強いられている。アメリカの哲学者で物理学者のレオン・R・カスは「長引く若さと、享楽的生活、性的放縦」の未来を予見している。

私は、際限ない長寿化は社会にとって害悪だというカスとマンの意見には概ね賛成だが、問題はある。寿命を何年か引き延ばせるチャンスが私に与えられたら、そのチャンスを摑むだろうか。もちろん摑むだろう。古い冗談で「百歳まで生きたいのは誰だ。九十九歳のやつだ」というのがある。個人の利益と社会の利益が衝突するこの問題は、癌治療と自殺幇助で見てきたように、現代医療に行き渡っている。選択肢は絶えず増加し、それに心を奪われやすい。

私たちは傲慢で好戦的な、現代の軍事的比喩に慣れ親しんでいる。これとの戦い、あれとの闘いといった具合である。いつも武器への突飛な呼びかけを聞く。イギリスのキャメロン首相は十年以内に「認知症の治療」が発見されると固く約束した。これはニクソン大統領の「癌との戦い」と同程度の成功は収めるだろう。「ヒトゲノム科学」の最高経営責任者ウィリアム・ハゼルタインは、一九九九年に「死は一連の予防可能な病気に過ぎない」と述べた。しかし、生物医学研究は範囲も規模も大きくなったが、ヒトゲノム計画も幹細胞技術も、これまでのところは予見された治療を達成しただけである。生物医学研究産業とはそういうものだ。商売であって、利他行為ではない。

医療は大きな信頼を勝ち得てきたが、先進諸国の寿命が延びたのはさまざまな要因が結びついた結果である。保健医療の整備だけでなく、生活水準の向上、病気の予防、それに禁煙運動など行動様式の変化もある。興味深いことだが、人間の寿命は百十歳か百二十歳ほどで頭打ちになっているが、劇的に延びたのが平均寿命だ。私たちはどこで線引きをして「十分だ」と言うのだろうか。それができない。ジョン・グレイ（訳註　アメリカ人作家）は十八世紀の啓蒙運動以来、科学の知識は幾何級数的に増大したが、人間の不合理な言動は依然変わらないと雄弁に述べた。科学は理性と論理で動くが、利用法が不合理なことが多い。そういうことが医師の日常の業務に繋がりがあるのだろうか。もちろん、ある。医療現場では、ネット依存症の患者や家族に惑わされて、精密検査など診断法の濫用、効果の疑わしい高価薬の使用など、不合理なことがまかり通っている。既述のとおり、癌治療は「医療過剰文化」と言われてきた。過剰で無駄な医療は患者と医師、病院、製薬会社が原動力になっている。無駄なく賢明に診療に当たる医師は、職業か経済面のどちらかでほとんど得るところがない。

死者を蘇らせる

科学技術は人間のユートピア渇望をますます掻き立てている。ニューヨークで活躍中のイギリスの緩和ケア専門医サム・パーニアは、『ラザロ・エフェクト（*The Lazarus Effect*）』（二〇一三年）という著書を著した（訳註　ラザロは新約聖書のヨハネ福音書に登場する人物で、病死したがイエスが蘇らせた）。パーニアは「エクモ体外式膜型人工肺装置（Extracorporeal Membrane Oxygenation : ECMO）」という、心停止の人の蘇生に使用される技術の熱烈な唱道者である。患者から血液をすべて抜き取り、血液に酸素を加える膜を通して処理され、体内へ送り返される。狙いは心停止の原因となる障害が解消されるまでの時間稼ぎである。パーニアはこう述べている。

可逆的な原因で死ぬ人が、これからは本当に死なないようにしたいというのが私の信念である。すなわち、心臓発作が起きても、もう死なないということだ。こう述べる際には注意を要する。というのは、「私の夫は最近亡くなりましたが、もうそんなことにはならないというのですね」と言われるだろうからだ。だが、心臓発作そのものの処理は非常に簡単である。死の過程を適切に管理できれば、すぐ手術で血栓を取り除き、ステントを挿入すれば、ほとんどの場合、心臓はまた動き始める。感染症や肺炎などの場合でもそうだ。抗生物質がなかなか効かない患者には（死後）反応があるまで人工肺を使用することになる。

パーニアの発想は、例えば、心筋梗塞が原因で心停止になった五十歳の男性（ジェームズ・ガンドルフィーニ）や、試合中に心臓の律動の乱れで倒れたサッカー選手（ファブリス・ムアンバ）の場合にはとても興味を引かれる。しかし、ＥＣＭＯが標準治療になって広範囲に使用が可能になりでもしたら、肺炎で死にそうな（理論的には可逆的）ひ弱で、高齢の、裕福な患者がこの治療法を受けているところが容易に想像できる。そして、これは驚異的な新治療法のいずれにも問題なのである。制限は考えられない。肺炎を患う高齢女性の命は、ファブリス・ムアンバの命を救うのと同等の価値はないのではないか。そして、死ぬときはすべて直前に心停止になる。「すべての生命に言えることは最終的には心停止になるということ。私たちの心臓は鼓動が止まる」とパーニアは言う。〈可逆的〉な病気の定義は非常に曖昧なので、死にかかっている患者のほとんどがＥＣＭＯに適格となり得る。ＥＣＭＯはアメリカに定着して盛んになりそうだ。費用と財政、精神面で高くつくだろう。さらに、この技術は生と死の境界線をさらに不鮮明にする。その一線を画すことが益々難しくなっている。

サム・パーニアとウィリアム・ハゼルタインの死は防げるとの考えは、医師の一部には、死亡証明書の死因に「老衰」と書きにくくなる影響が生じている。

ジョン・グレイは著書『不死化委員会（*The Immortalization Commission*）』（二〇一一年）の中で、ビクトリア朝時代のイギリスと後のソ連では、科学は不死をもたらすかもしれないとの考えが優勢だったと述べている。彼はソ連の科学者クラーシンがレーニンの遺体保存に使用して大失敗に終わった奇怪な企てについて述べている。

一九二四年、クラーシンは、防腐処理済みの遺体を冷凍保存する装置を造った。しかし、極低温保存技術が働かず、腐敗が進み始めた……報告を受けたクラーシンは、必ず成功させると固く決心した。二重ガラスを設置して腐敗を予防し、ボルシェビキが厚い信頼を置くドイツから高性能の冷蔵庫を輸入した。ドイツ製冷蔵庫は輸入されたが、腐敗の進行は止められなかった……

グレイは人体冷凍術を〈不死技術〉の一種だとする。アメリカの〈預言者〉レイ・カーツワイルは現代版クラーシンであり、現在は「グーグル」の技術責任者である。著書『超域―永遠に良く生きるための九つのステップ（*Transcend : Nine Steps to Living Well Forever*）』（二〇〇九年）の中で、共著者の医師テリー・グロスマンとともに、厳格な食事管理と、サプリメント、定期的運動、予防医療で、私たちは、医療技術の進歩によって生物としての限界を超え、事実上の不死が得られる時まで十分長く生き続けられるかもしれないと述べた。「急拡大する知識の最先端に居続ければ、本当に〈永遠に生きるように長生きできる〉のである」と。

カーツワイルは著書『シンギュラリティは近い――人間が生物学を超えるとき（*The Singularity is Near: When Humans Transcend Biology*）』（二〇〇五年）（邦題『ポスト・ヒューマン誕生』ＮＨＫ出版）。（訳註　シンギュラリティとは人工知能《ＡＩ》が人類の知能を超える転換点《技術的特異点》または、それがもたらす世界のこと）において、私たちは現在、科学革命の限界にあり、人類が自分を「改造する」ことになると説いている。超小型ロボット――分子レベルで作動する「ナノボット」――は「人体の中で老化を逆行させること（遺伝子工学など生命工学《バイオテクノロジー》で既に達成されていない程度まで）など多様な役目を担うことになるだろう」。人体と人工知能の融合は不死なる存在を創造し、その中で「私たちの知性の非生物的部分が究極的には優位を占めるだろう」。カーツワイルは目下「グーグル」の支援下で、「老化停止」を目標にした医学・遺伝子研究の計画である『カリコ（Calico）』と称する事業を主導している。彼は人類の知識が急加速し、不死の技術が可能になる時期を特定している。「シンギュラリティの日付――人類の可能性を根底から粉砕し変える日――を二〇四五年と設定した」（私はその時八十五歳だが、それまで生きていられたら、私も「不死」になれるかもしれない）。

カーツワイルだけではない。人の寿命を劇的に延ばす可能性のあるテクノロジーを信じる「不死学者」や「改造学者」はそこら中にいる。最も有名なのはおそらくオーブリー・デ・グレイで、ケンブリッジを拠点とする独学の高齢化《エイジング》生物学者である。グレイの出発点はコンピュータ科学者だったが、現在は老化防止のための分子療法とみられる「ＳＥＮＳ（Strategies for Engineered Negligible Senescence）」の研究に転向している。

デ・グレイと同僚の不死学者が正しいことは十分あり得るが、彼らがこれを良いことと決めてかかることに私は反対である。ブライアン・アップルヤードは著書『なにがあろうとも永遠に生きる方法（*How to Live Forever or Die Trying*）』（二〇〇七年）で、急激な長寿化が、私たちの仕事と、人間関係、政治、個性、芸術、哲学、宗教にどんな影響を及ぼすかについて述べていた。止まるところを知らない人類の進歩を信頼する世界改善論者にとって、長寿化と不死は核心である。今だに裕福なベビーブーマー世代は熱狂的な信奉者である。懐疑的な者は「不死学者」として相手にされない。史上最も裕福な世代のベビーブーマー世代が次世代に席を譲るのは嫌に決まっている。

アメリカ人画家で詩人のマドリン・ギンズは、二〇一四年に七十二歳で死去した。彼女と夫の日本人芸術家の荒川修作は「超人間主義者《トランスヒューマニスト》」であり、人間が死んだのは快適すぎる環境に生きたからだと考えた。夫妻は「死ぬ運命に抵抗する」ために十分不快な建物を設計した。彼らはこの哲学を「天命反転学説（Reversible Destiny）」と呼んだ。『デイリーテレグラフ』は彼女の死を次のように伝えた。

> 二人の考えは二〇〇五年まで理論でしかなかったが、東京郊外の三鷹に「天命反転住宅（the Reversible Destiny Lofts）」と称する共同住宅を発表した。どぎつい青と、ピンク、赤、黄で塗ら

れ、どの住宅も、食堂の床は歪んでいて家具を置けず、キッチンはくぼみ、書斎の床はへこんでいた。

ギンズと荒川は全財産をバーナード・マドフ（訳註　アメリカ人実業家で、元NASDAQ会長。史上最大級の詐欺事件の犯人として知られる）に投資し、荒川は二〇一〇年に死去した。この哀れな話を聞くと、妻の遺骸の入っている巨大な、解凍されてしまった冷蔵庫の側でポーズを取るしょげた男の写真を連想する。いつか将来、何らかの技術が可能になれば、妻を蘇生してもらいたいと願っていた。予想もしない停電がそんな夢を打ち砕いてしまった。

しかし、超人間主義者は変人ばかりではない。寿命を大幅に延ばすテクノロジーが、今後数十年で開発されると考える、冷静で、客観的な科学者も少なくない。幹細胞生物学の進歩と再生医療によって、臓器は使用済み電池のように交換できるようになるかもしれない。だが、人間の寿命の極限は百十歳から百二十歳で変化はなく、また、平均余命は大きく上昇するようだが、それは高学歴の富裕層に限られるだろう。六十五歳で定年を迎える人は、健康で活動的な三十年間の引退生活が待っている。先進諸国でも貧困層は、主に肥満と喫煙で寿命が短くなるかもしれない。他方で、知識豊富な富裕層は、ダイエットと運動、検診、それに予防医療も手伝って、百歳まで生き延びるかもしれない。米国の会社「23andMe」は、百二十五ポンド（約二万円）でさまざまな病気のリスクについてDNA検査を行っている。同社CEOのアン・ウォイツキは「グーグル」の共同創立者セルゲイ・ブリンの別居中の妻である。ブリンはＤＮＡ検査でパーキンソン病のリスクが分かった。それを聞いたブリンは「コーヒーを飲む回数を増やし、トレーニングを強化した」。この二つの行為はパーキンソン病の予防効果があると考えられている。

聖パウロは、死は避けられない肉体の衰えによってではなく、罪が原因であると考えた。「罪は一人の人間を通じて世界に入り、罪を通じて死に至る。こうして死は全人類へ広がった。罪のない人間はいないからである」。聖アンセルムスも、十一世紀に、死は人間の罪深さゆえと記している。

さらに、人間は、死が不可避であるように創られていないことは容易に証明される。というのは、既に述べたように、神が人間を永遠に祝福されるようにと聖なるものに創造されていて、罪がないにも拘らず人間を死に追いやることは神の知恵と正義に反することである。それゆえ、〈人間が罪を犯さなかったならば、死ぬことにはならなかっただろう〉。

キリスト教後の現代社会では、同じような教義を信じるようになってきた。だが、罪は、子供の頃に教わった教理問答の罪ではない。死の原因となる罪とは、強欲、怠惰、大食、憤怒、色欲などの昔風の罪ではなく、喫煙（現在でもカトリック教公認の罪）、低繊維食、運動不足、不健康に対する予防策の不足、怒りの〈内在化〉（訳註　心ないし人格の内部に種々の習慣や考え、他人や社会の基準・価値などを取り入れて自己のものとすること。十分に内在化されたものは、もはや他から受け入れられたものとして感じられなくなる）などの新しい罪である。健康が新しい美徳となった。

薬の過剰投与か

医療に携わる多くの人間は、現代医療の方向性に危うさを感じている。イヴァン・イリイチが一九七〇年代に予見した（当時は無視された）ことの多くが現実に起こっている。米国などでは、医療費支出が利益どころか害となる転換点に到達したと多くの医療経済学者は見ている。製薬会社が病気に対する〈意識〉を促すことも珍しくなくなった。遺伝子学でさまざまな疾病素質が発見され、誰でも患者になる可能性が生まれた。血圧と高コレステロール値の治療に関する欧州心臓病学会の指針によれば、ノルウェーの成人人口の七六パーセントが「高リスク」と判定された。このような「病気商売」（製薬会社が主導）の策略は、市場対象を、病人から病気を気にする健康人に移行した。

「スローフード」運動に触発されて一九八九年にイタリアで始まった「スロー・メディシン」運動のように、さまざまな問題を抱えながら、盛り上がる抵抗運動が定着してきた。二〇一三年のボローニャでの同運動の会合で、ジャンフランコ・ドメニゲッティは、医療制度の特徴を次のように列挙した。「複雑、不明確、不透明、お粗末な測定、意思決定のばらつき、情報のひずみ、利害対立、そして汚職」。英国医師会は「スロー・メディシン」運動と目的をいくつか共有する「過剰投薬反対」運動を支援することにした。米国の「賢く選ぼう」運動は、無駄で不必要な場合が多い根拠に基づく《エビデンス・ベースト》医療介入のリストを作成した。

国民保健サービス（ＮＨＳ）の創設者は無料保健医療制度で健康な社会になり、医療需要は減少すると素朴に考えた。イーノック・パウエルは保健大臣を務め、この議論の欺瞞性を最初に指摘した人物の一人である。イヴァン・イリイチは国民の保健医療を充実すればするほど医療需要が高まるという意味で「シーシュポス症候群」という用語を作った（訳註　シーシュポスはギリシャ神話の人物で、神々を欺いた罰で永遠に苦行を繰り返す）。「生活方法の改善のために医療を気にすることから、視点、考え方を移行すべきである。それに、現代では、苦しみ方、死に方も等しく重要である」。

私たちは守銭奴のようには健康はため込めない。生きることとは健康を使い尽くすことである。浪費家のように使うべきではない。健康はお金のようにそれ自体が目的ではない。お金のように、慎ましく、充実した生活を送るために必要なものである。健康の追求に執着することは一種の消費主義であり、精神的のみならず、経済的にも私たちを貧困にする。医療費の増加は、必然的に社会的に必要な教育、住宅、輸送などの分野への支出を減らすことになる。医療は、自然の征服追求を諦め、慰めを提供する中核機能へ後退すべきである。

ジュリアン・バーンズの一九八九年の小説『$10\frac{1}{2}$章で書かれた世界の歴史（*A History of the World in 10 1/2*）』（白水社より邦訳）は、不死についての比喩で締め括られる。語り手は目覚める。「私は目がさめる夢を見た」。そばに一人の女性がいた。「どこかの名前を聞いたことのない航空会社のスチュワーデスのようで」、今まで食べたことのないような美味しい朝食を運んで来た。彼は天国のような死後の世界にいて、永遠に続くことが次第に分かってきた。これまでのあらゆる夢想が現実になり、これまでのすべての欲望に耽《ふけ》った。憧れていた有名人のすべてに会い、セックスまでする（バーンズの天国は、イスラム教徒の自爆テロに約束された死後の世界を真似ている）。彼はゴルフの十八ホールを十八ストロークでまわり切った。とうとう新しい経験ができなくなる。この天国の住人（天国派）のほとんどが第二の死――忘却――を選びがちなことを知ってうろたえた。語り手はこう言う。「天国とはとてもいい思い付きだ。完璧なアイデアと言えなくもないが、私たちのためではない。私たちには向かない」。

第十章　被造物

私たちは健康な時にどう死のうかと考えるが、滅多に思い通りにはならない。ダニエル・キャラハンは、安らかな死の要素を列挙した。「冷静な、覚醒したまま生涯を終える感覚で、〈意識は清明で〉、身体の自由がきき……その時、家族や友人がそばにいて、別れを告げられる死……」。クリストファー・ヒッチェンズも死ぬときに意識があると考えた。「一年半前に食道癌と診断される前は、私は受身ではなく能動的に『死に』たいので、そのとき意識がはっきりしていることを願うと回顧録の読者に述べていた」。私は「覚醒状態で意識がはっきりしている」患者（第一章で述べた、ブラッドフォード王立病院の男性のような）の死を見たことがあるので、私なら最大の敵にはそういう最後を望まない。しかしながら、ヒッチェンズは現代の癌による死である昏睡状態で最後を迎えた。（ヘンリー・）ジェームズ流の深い言葉も、ボルテールの名文句もなかった。

フロイトは「まだ医学で解明されておらず、今後もされないだろう死の痛ましい謎は……自然はこの力で私たちの前に堂々と、残酷に、そして容赦なく立ちはだかる。自然は私たち人間の弱さと救いのなさを改めて教えてくれる」と記した。死への唯一の賢い対処法は、この弱さと救いのなさを受け入れることではないだろうか。哲学者のサイモン・クリッチリーの言う「被造性」のことである。

犬のように死ぬ

数年前のある秋の夕べ、私はガレージで死にかけたキツネを見つけた。キツネは私にほとんど気づかず、向かって来たり逃げたりする気配はなかった。そばにミルクを置いてやった。翌朝戻ってみるとキツネは死んでいた。私はキツネを庭に埋めた。「犬死に」とは〈尊厳さ〉と〈精神性〉、〈意味〉のない死のことであるが、動物は——放っておけば——人間よりも良い死に方をする。静かな隅っこを見つけ、壁を向いて、時を待つ。

サマセット・モームは医学生のとき人の死を数多く目の当たりにした。「臨終に立ち会って、魂は不死だと思える死はなかった。犬のように死んだ」と述べている。「犬のように死ぬ」か。望むところだ。人間に比べれば、病気の動物の治療は、常識と、人道、現実に即して行われることを私は見てきた。

クリストファー・ヒッチェンズは、癌の検診の二、三カ月前に自分の「十戒」を書いた。彼の第六の戒律は「汝は動物であり、自然の仕組みに頼り、それに従って考え、行動すべし」であった。これは、真実だからだけでなく、彼が病気になったときにこれを忘れていたという理由で胸にこたえる。

モンテーニュは若い頃、死に対処する鍵は古代ストア派の哲学者の研究にあると考えて、その教えと実例を模範にした。しかし、彼は、文字が読めず、哲学も知らない土地の農民が、セネカよりましな、ソクラテスのように死去するのを見た。彼らはすべてを自然に委ねていた。「私は、臨終のときの表情や態度を気にする近所の農民の姿を見たことがなかった」。トルストイも、無学なロシアの農民ナロードが神の意思として死を受け入れる姿を目の当たりにした。

彼らは病と悲しみを起こるべくして起きたことで、どうしようもなく、結局は避けられないことと疑いもせず、抗わず、冷静に受け止めている……生き、苦しみ、そして喜びにも似た平静な気持ちで死に近づく……承服できずにもがき苦しむ死は一般人にはめったにない。

骨折りは当たり前

死を思い煩う人たちは、よく「重荷になりたくない」と言うが、これまで終末期の患者を診て来て、まずそういうことはなかった。重荷であるとは、私たちが被造物であることに他ならず、それでこそ私たちは人間なのだ。重荷とは、現代の核家族化や行きすぎた個人主義のアンチテーゼである。私たちは愛してくれる人の重荷になりたいと思うべきであり、その人たちは重荷を背負いたいと思うべきである。

トルストイの『イワン・イリッチの死』では、死の床にある男は近親者から孤立し、近親者は、病気は回復していて死ぬことはないと臨終間際まで嘘をつきとおしている。この孤独感は苦しみをいっそう強める。農民出の召使ゲラシモフだけが主人の身の回りの世話と看護を引き受ける。彼は主人の身体の世話を厭わない。被造物であることを理解している。

ゲラシモフだけは嘘をつかなかった。彼だけが真実を理解し、偽る必要はないと思い、病気で徐々に衰える主人にただ哀れを感じていた。イワン・イリッチが彼を遠ざけようとしたとき、敢えてそのことを率直に語った。

「人間はみな死ぬものですからね。骨折りは当たり前ですよ」。彼が労苦を厭わないのは死にかかっている人間のためにしているからで、こうしておけば自分が死ぬときに誰かが同じ労をとってくれるという期待を表したものらしい。

フィリップ・アリエスは、死が「隠されたもの」になる原因の一つは、身体的機能にまつわる不快感であると言う。尿や汗、膿の臭いが漂い、シーツも汚れているような部屋に他人は入ろうとしない。それでも敢えて入る少数の近親者や、仕事として患者の世話に当たる人以外は、この部屋には人を入れないことになる。

スーザン・ソンタグが死にかけたとき、遠慮なく話しかけることができた相手は低い身分の看護助手だけだった――ゲラシモフのように、「仕事として世話をする人間」だった。死にかかっている人間には子供に対するような世話が必要であり、また、子供のように、時々無責任になることも必要である。トルストイは、イワン・イリッチも子供のように扱ってほしかったことを書いた。「イワンは長いあいだ苦しんだ後に、時とすると、自分でもきまり悪いが、病気の子供を憐れむように誰かから憐れんでもらいたかった。子供をあやしたり慰めたりするように、あやしたり、撫でたりしてもらいたかった」。

壁を向く

「壁を向く」は旧約聖書にある死ぬときの姿である。死は生からの撤退である。その昔、ヒゼキヤは死の病にかかった。そのときアモツの子の預言者イザヤが彼を訪ねて来て言った。主はこう言われた。「あなたは死ぬことになっていて、命はないのだから、家族に遺言を残しなさい」。すると、ヒゼキヤは顔を壁に向けて祈った（イザヤ書三八）。

臨終のとき「壁を向く」のは、中世のスペインとポルトガルで、キリスト教に改宗させられたユダヤ人「マラーノ」たちが秘密にしていたユダヤ教の儀式への拘りであるらしい。死にかかっている人は、今でも静かに顔を壁に向ける。私の義父は最後の数週間は引きこもっていた。親族はそれなりの約束や「最後の言葉」、感謝の言葉を聞きたがったが、彼はゆっくり生を終えた。

二十年以上前、家族づき合いしていた女性が突然病気になった。入院すると、肝臓全体に多数の癌病巣「転移」が認められた。この人は愛煙家だったので、癌は恐らく肺から発生したのだろう。彼女は二十年前に夫を癌で亡くしていたので、先が読めていた。肝臓の生検が行われ、診断が確定した。腫瘍専門医は化学療法を勧めたが、断った。社交的なこの女性は壁を向いて面会を断り、まもなく亡くなった。

作家で批評家のシリル・コノリーは、亡くなる二十五年前に、死を怖がる女友達のために「論理的に捉えるべき死を怖がらないための救済法」を示した。コノリーは、ヒュームのように「だから、死は存在しないし、ちっとも関心がない」という趣旨でルクレチウスを引用した。それから二十五年後、コノリーの友人アンソニー・ホブソンは日記にこう記した。「彼（コノリー）は古代ローマ人のように、沈着冷静に、安らかに死んで行った」。コノリーの伝記作家のジェレミー・ルイスは、彼の最後の一日についてこう述べている。「……臨終間際にスティーブン・スペンダーが見舞いに来たとき、彼は壁を向いて囁いた。『誰だ。スティーブンか。帰ってくれ――私はもうこの世にいない』」。

私たちは、動物のように、祖先がしたように壁を向く。

尊厳死

フィリップ・アリエスは、現代人の死への接し方は、死の恐ろしい力を知りたくも認めたくもない一心から、当たり障りのない、きれいごとだと軽蔑していた。「死と幸福を調和させようとしている」と辛辣である。現代西欧文化は、死を現代風に一括し、管理運営し、再び従順にしようとしている。「尊厳死」や「良い死」が現代の標語になり、幅を利かせるようになったが、正確にはどういうことだろう。私たちは誰でも「尊厳死」や「崇高な」死を遂げたいと思っているが、ほとんどの人間はそうならない。死ぬということは、肉体が朽ちるばかりか、人格も精神も壊れることだ。

私たちは死ぬことに多くを求めすぎる。死にかかっている人間はあまりに疲れ、消耗していて「尊厳死」をするほど「崇高」ではない。尊厳死や崇高な死は例外である。そうなるためには一風変わった性格と特別な環境が必要だ。私は「尊厳死」の意味が皆目分からない。米国では尊厳死は安楽死の婉曲表現になっている。イギリスでは、自殺幇助の議論に度々登場する。ホスピス運動――死と濃密な関係がある――は「尊厳死」と「良い死」を目標に掲げているが、私たち医師が「良い死」を処方できるとは思わない。

尊厳死に必要な要素は何か。「尊厳死」という言葉は、死の過程の始まりを認識したら「積極的な」医療を控えることを示唆している。集中治療室で死ぬことは、大方の人間にとっては「尊厳死」のアンチテーゼだが、既述のとおり、集中治療室での死は想像するほど非尊厳的ではない。恐怖は見苦しいが、恐怖はシリンジポンプで追い払えるので、三日間うなり続けたイワン・イリッチのようなことは現在ではほとんどない。

尊厳死の前提条件は、死が近い人間と家族、医師が、まもなく死ぬことを認めて受け入れることである。これは恐怖や苦痛ほど容易ではなく、多くの人はそうできずに死んでいる。死を認めて受け入れたあとに来るのは、必然的に別れになる。死にかかっている人間は、家族とも、この世とも別れなければならないことを納得して、残される者へ後を託すことになる。別れは、昔の「従順な死」の重要な要素だったが、現在では見られない。シリンジポンプが最期の言葉の役を果たしてきた。今日ではそれとは違う別れ方をしたがる。眠っているうちに死ぬことだ。従順な死の時代には、そんな死――前触れなし――は呪われていた。突然の死（mors repentina et improvisa）である。

　身の回りの世話や気配りなど、尊厳にはもっと面倒な要素がある。静かで整頓された病棟の環境――既述のとおり、総合病院の病棟では、これは非常にやりにくい。現代医療では「尊厳死」ができにくく、多くの患者には手が届かない。肺炎で施設から搬送された虚弱な老女は、救急部の蘇生室で尊厳死が遂げられなかった。認知症が災いした――ぎりぎりまで治療を強行したことも災いした。しかし、現代医療は死が近い人間の看護を中核的使命と見なしていないので、「尊厳死」は何よりも難しい。慢性病で死ぬ人が多いため、死が始まる時点の見極めがつきにくい。それに、どんな病気のどんな段階でも、治療は可能である。まったく無駄でも、いつでも何かしらの治療はできるのだ。

　「尊厳死」の考えは、死が近い本人よりも家族のためにあるのかもしれない。家族や看護者が患者に苛立ちやもどかしさをぶつけるのは論外だが、誰しもそういう感情は経験する。何カ月もの長期の自宅看護は疲れてあきてくる。本人も家族も、やさしい気持ちでいる（または「崇高な」気持ちでさえある）時間は、絶望や、孤独、恐さを感じる時間よりも遥かに少ない。本人は尊厳と勇気ある行動どころではないかも知れない。死にかかっている人間は、モームの目に映ったように、「我儘で、不潔で、狭量で、疑い深い」かもしれない。「尊厳死」は死を見つめる側が、もっときれいで臭いがなければいいのにという強い願望を反映しているだけかもしれない。死は――少なくとも、死ぬまでの間は――トルストイが言うように、作法・不作法に捉われてはいられない。病院では、死の床にある患者は私たちの予定表にはない。仕事や家庭のさまざまな用事を抱えた親族は、医師が死の時間を正確に予測できないことを知り落胆する。患者は一進一退する。月曜日に容体が悪化しても、火曜日は少し持ち直す。患者の気持ちも、その日は覚悟を決めて穏やかでも、翌日は死を恐れ拒否するというように一進一退する。見識や覚悟も揺れ動く。月曜日には、死が近いことを悟り、これ以上の治療は無駄だと思うかもしれない。だが、火曜日には、新開発の抗癌剤のことや、素晴らしい業績を上げたアメリカの病院のことをやたらと喋り出すかもしれない。死が近い人間は「尊厳死」の筋書どおりにはいかない。だが、最後は、自然かシリンジポンプが制御することは避けられない。自然であれば、動物と同じように壁を向く。シリンジポンプなら、薬のせいで無意識へと漂い出る。

家族も、死が迫ると、はりつめた気持ちが切れるかもしれない。罪悪感が強いほど「心霊」体験を語るようになるようだ。「病人は眠っているように見えたが、近づくと、手を上げて、まるで私を祝福しているようだった」というように。親族の中には、私の伯母と違って、臨終の際、そばにいたがらず、間に合わなかったのは「交通渋滞」に遭ったからなどとあらゆる言い訳を思いつく者もいる。

気高い生き方をすれば、死にも尊厳を期待できよう。「尊厳死」の概念には各人の人生を「物語」として語る現代的見方に特徴がある。この概念は現代的な想像力が根底にあるが、幻想かもしれない。私たちの人格は一つではなく、さまざまな自分がいる。どの自分が弔われるべきなのだろうか。死にかかっている人にとって「その人らしく死ぬ」ことは相当な重荷にちがいなく、ましてや「威厳」をもって死ぬことはたいへんなことだ。あなたの死ぬ日が「休日」だったらどうするだろう。物語が用意したとおりにならないほど体力、気力ともに衰弱したらどうなるだろう。小説では死はその人物の生き様の論理的、必然的結果として描かれる。もちろん、生（と死）はそんなものではない。核となる人格はない。人格は時とともに、また、土壇場で変わる。だから、臆病者が良い死を、勇者が惨めな死を遂げることがあるのだ。自分らしい人格に拘る者は最も死にづらい。

死は人生という大きな物語の必然的結果ではないかもしれない。陳腐な出来事の場合がよくある――よくある話だ。おそらく「尊厳死」の概念は、生も死も無意味であってはならないと考えることの一つの現れだろう。それより、私たちは種《しゅ》として自分たちに起こることはすべて――死を含めて――自分たちの欠点であり、行為であり、責任であると考えるようになった。人間の営みが「荘厳で、残酷で、容赦ない」自然の脅威に取って代わったのである。

天から火

アレクサンダー大王は、歴史上の人物の中でも、高貴、勇気、威厳そして気品という貴族の理想を顕著に体現している。王の死は歴史上もっとも偉大な死に方かもしれない。紀元前三二三年、アレクサンダー大王は、三十二歳のとき、バビロンで重篤に陥った。何の病気かよく分からなかった。マラリア、住血吸虫、心内膜炎、インフルエンザ、ストリキニーネ（訳註　植物に含まれるアルカロイドの一種で、毒性が強く、中枢神経麻痺、硬直痙攣を起こさせる）中毒、アルコール性肝疾患、急性膵炎などが考えられる。犯人探しではないけれども、腸チフスではないかと思う。十日以上病状は悪化していった。王の最期の日に、兵士らは王の死が秘密にされているのではないかと疑い、王宮の門に群がって、王に会わせてほしいと要求した。アレクサンダーは全軍の兵士に一列に並んで、部屋へ来るよう命じた。王の最後の命令であり、最後の行進だった。王はかなり衰弱し、苦痛もひどかったはずだが、数万人はいたはずの一人一人に会い、うなずくか、目配せをした。行列は何時間も続いた。

『アレクサンダー大王三部作』——連続歴史小説の傑作であることは確か——の著者メアリー・レノーは、プルタルコス、クルチウス、アッリアノスの古典を土台にして短い伝記『アレクサンダー大王の本質（*The Nature of Alexander*）』を書いた。アレクサンダーがどう生き、どう死んだかを描いている。

いつ戦死してもいい覚悟で、苦しみ死ぬことを厭わず、それが名誉を汚すまいと考えた。疲れきり、最期の時は迫っており、この段階での回復の見込みはない。全生涯をかけて譲れないことの見返りに、苦しみを受け入れることにした。伝説どおりであること、愛されていること、そして、出費が嵩んでも盛大に報いることである。誇りにしろ、哲学にしろ、名声や魂の不滅を信じたからにしろ、王は最期にソクラテスに勝るとも劣らないほどの威厳と、不屈の精神、他者への配慮を見せた……

敗北したペルシャのダリウス大王の母シシュガンビスは、たてまえ上はアレクサンダーの捕虜だった。シシュガンビスとアレクサンダーは友情を育んだ。王は彼女の高貴さと勇気を称え、「母上」と呼んだ。彼女はマケドニアの征服者に息子には欠けていた王の資質を見た。メアリー・レノーは伝記をこう結んでいる。「ペルシャ皇太后シシュガンビスは彼（アレクサンダー）の死の知らせを受けた後も五日間生きていた。知らせを受けて、家族と友人へ別れを告げ、壁を向いて食を断って死んだ」。

アレクサンダーが最期の日々を平静に送れたのは、自分が神だと信じていた結果かもしれない。死後、アレクサンダー大王は神として崇められ、神格化した。こういう死は、高貴とまでは言えないが十分に気高いヒュームとウィットゲンシュタインの死と同様に非常に珍しい。ほとんどの人間には彼らが持つ精神的、知的器《うつわ》の大きさがない。私たちは死に対してそれなりの気概を持つべきである。死には、恐れない死、無駄な医療介入を受け入れない死、隠された死ではない死、少しは尊敬と礼儀が払われる死などがある。

それでも、死を消毒するわけにはいかず、下準備や管理はできない。死にあるのは苦悩だけだ。

私たちの番が来たら、別れを告げて、被造物として死のうではないか。壁を向いて、家族や世間から離れれば、もう恥も外聞もない。死にかかっている人間はイザヤ（訳註　旧約聖書中の大預言者）の時代から壁を向いてきた。死にかかっている人に付添う私たちはその人に同行しなければならない。視線をそらしてはならない。医師はもう一度〈死の友《アミカス・モルティス》〉としての役目に戻るべきである。躊躇わず勇敢であること。

おわりに

控え目な提案

この数年間、職業上も、私生活でも、死がつねに目の前にあった。そこから私は何を知っただろうか。F・E・スミス（訳註　二十世紀初頭に大法官を務めたイギリスの弁護士・政治家）の表現を借用すると、私は賢くはならなかったが、かなり知識を得た。

現代の死と終末に関する議論は、左右の過激論者に乗っ取られている。なおざりにされている中間の立場こそ真実であり、これは都合よく無視されてきた。自殺幇助と事前指示書という現代的問題は、より深い不安（つまり、自分の意志を通そうとすることへの脅迫観念）と認識不足である。真の問題は他にあるのだから認識不足である。当たり前の良識的な感覚――親切の――が硬化している。規則と政府の命令で当たり前の良識が蘇るだろうか。私たちは自ら損害を被って専門家規制の奇異反応（訳註　薬物療法で本来予想されるはずの作用の逆の反応が生じること）と目標の毒性効果を目撃してきた。

現代の科学医療は大躍進を遂げたものの、今ほど自信を喪失したことはかつてなかった。二十世紀半ばの栄光の時代後、私たちは疑問と不確かさの末期にいる。医療は腰砕けになっており改革が急務である——精神の一新と言ったほうがいいかもしれない。そして、私の言う改革は、さまざまな大医療団体が熱心に促進して来た専門化主義の修正論ではない。医療は、気づかないほどゆっくりと、専門職からサービス産業へ変化している。三十二年間医療に従事した後、いま私は多くの仲間や同僚との足並みの乱れを感じている。私は、公の使命と、日々実際に死にかかっている患者の治療との深い断絶を思い知らされている。思いやりではなく、臆病と、言い逃れ、ごまかしがあるのが顕著な現実である。

私は過剰医療と、それへの抵抗の動きについて述べた。しかし、この動きは纏まりがなく、参加者も不十分で、ばらばらである。医療の現状に疑問を持つとき、自分が知らず知らず、食べ物にうるさいゲルソン療法の信奉者や、反ワクチン運動家と同じテントにいることに気づく危険性もある。私たちは、一専門職として、現代医療に広範囲に見られるでたらめを止めなければならない。癌医療の指導者らは二〇一一年『ランセット腫瘍学委員会報告書』を発表したが、これは良い例になった。医師はすべての患者に考えられるあらゆる選択肢が与えられないことを、一般の人たち、政治家、報道機関、そして法曹界に分からせなければならない。科学絶対の時代は終わった。医療は、患者への深い思いやりと、生き物として接するという新しい局面を選び取る必要がある。

思いやりはあらゆるものへの共通通貨であるべきだ——医師だけから一方的に与えられるもので

はない。死について「問題」があるとすれば、個人主義と消費主義が私たちの文化を数十年間席巻して、他者を尊重する心がなくなってきたからではないか。平均寿命の延びと同時に、私たちは若さと美への脅迫観念と高齢者蔑視という現代文化を目撃してきた。物質主義と世俗主義による貧弱な精神の矮小化は救い難いものがある。イワン・イリッチの言葉を引用すれば、私たちは「診断の塊」である。ヨーロッパでは、教会はがらがらで、人々はもう死に方も弔い方も知らない。私の国では、この状況は目が眩むほどの速さで進行中である。

死は医療がどうにか「片付ける」ものという認識——合意とも言える——がある。しかし、私たちに必要なのは医療ではない。心である。医療の力が及ぶ範囲は限られており、明確に決められている。私たちが、自分の実存的、精神的問題の解決を医療に期待するのをやめれば、身体は機械であるとの考えをやめれば、そして、コントロールと不死の幻想を断念すれば、医療と私たちの文化はもっと健康的で満足のゆくものになるだろう。医師は確かに死にかかっている人間を助けられるが、死ぬことを医療化と切り離す必要がある。私は、自分の限られた、医学に徹した専門技術が、社会や死の床にある患者と家族らが求めるものとに対応しにくくなり、いささか慌てて本書を書く必要に迫られた感がある。私に答えはなく、深い見識もない。死に方を助言することは、生き方を助言すると同じくらい難しい。

謝辞

モーリス・アールズは草稿に目を通し、ジョナサン・ウィリアムズに私の代理人になってくれるよう説得してくれた。ジョナサンの知識と経験は貴重だった。編集者のニール・ベルトンは本書を擁護してくれて、校正の度に何度か助言をくれた。ジョージ・ブラックウェルは辛抱強く出版のプロセスを教えてくれた。ジェーン・ロバートソンは原稿の細かいところまで気を配って丁寧に整理・編集してくれた。

友人や同僚は私の考えがはっきり伝わるように助言してくれた。とくにトニー・オブライエンと、オーウィン・オブライエン、コルンバ・キグリーに感謝する。また、マイケル・バックリー、ダン・コリンズ、シェイラ・ローダン、アン・ネイグル、ブライアン・オブライエンにも感謝する。私の妻カレンは惜しみない精神的支援と雑事の手助けをしてくれた。

守秘のため患者の詳細については変更している。

訳者あとがき

著者シェイマス・オウマハニー医師は、現在、アイルランドのコーク大学病院の胃腸科顧問医師ですが、他にイギリスのエジンバラ王立内科協会誌「メディカル・ヒューマニティーズ（医療人文学／医療人間学）」の共同編集者であり、また「ダブリン書評」へ寄稿しているとのことです。文筆面でも活躍しておられるようであり、本書はいわゆる書き下ろしです。著者が、なぜいま本書を発表したかについては、その理由は本書の随所で、また「結び」で述べられているとおり、現代が抱える深刻な医療問題、そして、宗教が消え、社会の急速な変化に伴って死生観の変化など死と終末にかかわる哲学の憂うべき現状に対して声を上げざるを得なくなったという心境のようです。『ガーディアン』、『タイムズ』などイギリス各紙の書評も著者の慧眼と正直で率直な意見に少なからず驚きを表明しています。

本書は冒頭「大方の人間にとって死は、他人事である」で始まっていますが、私も一年前に母を自宅で見送るまでは、「死」を現実のものとして深く考えたことはなかったのではないかと思います。祖父母の死は物心がつく前であり、三十五年前に父を亡くした当時は家族の身近におらず、母の死は、わが身のこととして人の終末と死に向かい合った初めての経験でした。母の死からしばらくして本書を訳すことになり、作業を進めながら、もっと早く読んでいたら、終末を迎えた人間がどういう気持ちでいるのか、また、母にどう接してあげていれば、母にももっと良かっただろうし、私自身も後悔しないで済んだだろうと口惜しい思いを感じていました。本書を通じて「死」の深い意味を知り、また「死」に関する哲学の一端を知ることができて幸いでした。

著者の重要な主張の一つは、私たち人間は長い進化の歴史を体内に刻み込んだ「生物」であることの自覚を持って「生死」を捉える必要があるという点ですが、他方で、科学の力で人間のサイボーグ化が進んで行きそうな未来像が存在することを紹介しています。個人的な長寿の夢の実現もありますが、宇宙科学分野では現在の「生物」である人間では遠い将来、地球外へ出て行くことは不可能だと考えられていて、そのために人間を不死化し、宇宙の長旅に耐えるサイボーグ化が真面目に研究されているかもしれません。現在を生きる私には関係のない話ではありますが、何か無気味であり「自然」がそれを許すだろうかという疑問を持ちます。「自然が決める（Nature controls.）」という著者の言葉は「死」の問題に限らず私にとって心強い支えになります。

本年一月二十一日に評論家の西部邁氏が自死（ご本人は自裁死と呼ぶ）を遂げられました。とても残念な思いですが、最後の著書『保守の真髄』の締め括りにその事情が記されています。そこでは「病院死」と「自裁死」に言及され、また、世界の長寿国で「生き方としての死に方が、とくに家族とのかかわりをめぐって、正面から検討されはじめている……」という趣旨を述べておられ、本書のテーマと同じことに気づきました。「自裁死」とは、行動する思想家としての西部氏の姿を改めて見る思いがします。医師と思想家という立場や経験に違いはあっても、現代という時代の問題意識は洋の東西を越えて共有し、ともに西部氏の言う「生き方としての死に方」を改めて問うことで、科学技術一辺倒に反省を促しています。西部氏のご冥福をお祈りいたします。

最後に本書の出版にあたり国書刊行会の佐藤今朝夫社長には格別のご配慮を賜り、深くお礼を申し上げます。また、編集の中川原徹氏、編集にご協力いただいた萩尾行孝氏のご尽力に心より感謝いたします。

用語解説

閉じ込め症候群	脳幹に害を及ぼす脳卒中。患者は意識はあるがほぼ完全な全身麻痺状態となる。
転移	癌が二次的に他の臓器で出現すること。
運動ニューロン疾患	慢性神経変性病で、筋肉が次第に衰えて消耗する。
骨髄異形成症候群	骨髄癌の一種。
心筋梗塞	冠動脈血栓症。心筋の死に至る。
胃ろう	経皮内視鏡的胃ろう造設術（ＰＥＧ)。腹壁から直接に胃内腔へ栄養チューブを入れる。
プロポフォール	よく使われる麻酔薬。
シリンジポンプ	鎮痛薬や鎮静薬を絶えず供給するのに使われる小型輸液ポンプ。
死亡学	死の研究

用語解説

アミカス・モルティス（ラテン語）	死の友
アルス・モリエンディ（ラテン語）	死亡術
気管支鏡検査	肺の内視鏡検査。
チェーン・ストークス呼吸	死ぬときによくある呼吸の仕方。
軟骨肉腫	軟骨組織に現れる悪性の骨腫瘍。
肝硬変	肝細胞が消失して瘢痕組織となる進行性の慢性肝疾患で、主因はアルコール。
クロストリジウム・ディフィシル腸炎	抗生物質などが原因で起こる腸炎。
コンシェルジュ・ドクター	少数の患者を顧客とする個人的な医師で求めに応じてすぐに対応する。
ＣＰＲ	心肺蘇生（法）
嚢胞性線維症	主に消化器系と呼吸器系を侵す外分泌腺の遺伝性疾患。
ＤＮＡＣＰＲ	心肺蘇生措置拒否（Do Not Attempt Cardio-Pulmonary Resuscitation）
内視鏡検査	体内に内視鏡を挿入して行う臓器（胃・腸・肺）検査。
高度看護病棟	注意深い観察が必要な患者向けの病棟。集中治療が必要なほど不安定な状態ではない。
病院標準化死亡比	一つの病院で予想される死者数。
挿管する	人工呼吸をしやすくするために、気道に管を入れること。
リバプール・ケア・パスウェイ	イギリスの病院で採用されている死の近い患者への医療指針。

The *New York Times* 12 June.
Walsh, John. 1999. *The Falling Angels: An Irish Romance.* London: HarperCollins.
Ware, Bronnie. 2011. *The Top Five Regrets of the Dying: A Life Transformed by the Dearly Departing.* London: Hay House.
Waugh, Alexander. 2004. *Fathers and Sons.* London: Headline Book Publishing.
Weiner, Jonathan. 2010. *Long For This World: The Strange Science of Immortality.* New York: HarperCollins.
Wilson, A.N. 2006. *Betjeman.* London: Hutchinson.
Zuger, Abigail. 2008. 'For the Very Old, a Dose of "Slow Medicine". 'The *New York Times* February 26.

Clark (editors). Oxford: Oxford University Press.
Saunders, John 2013. 'Doctors and others: reflections on the first Francis Report'. *Clinical Medicine*, 13 (2) :132-35.
Scammell, Michael. 2010. *Koestler: The Indispensable Intellectual.* London: Faber & Faber.
Scott, Caroline. 2013. 'Locked In and Glad to be Alive'. The *Sunday Times Magazine*, 16 June.
Sheehan, Maeve. 2012. 'Mother who fought for cancer drug access dies'. The *Irish Independent*, 29 July.
Smith, Rebecca. 2014. 'Most terminally ill patients not told they are dying, says damning report'.The *Daily Telegraph*, 14 May.
Smith, Richard. 2012. 'The case for slow medicine'– *BMJ* blogs.
www.blogs.bmj.com/bmj/2012/12/17/richardsmith-the-case-for-slow-medicine/
— 2014. 'Dying of cancer is the best death.'
www.blogs.bmj.com.bmj/2014/12/31/richard-smith-dying-of-cancer-is-the-best-death/
Sullivan, Richard & The Lancet Oncology Commission.'Delivering affordable cancercare in high-income countries'. 2011. *Lancet Oncology*, 12 : 933-80.
Sweeney, Kieran, Liz Toy, Jocelyn Cornwell. 2009. 'A patient's journey: Mesothelioma'.*British Medical* Journal, 339 : b2862. (14 August).
Tallis, Raymond. 2004. *Hippocratic Oaths: Medicine and its Discontents.* London: Atlantic Books.
— 2012. 'The case for assisted dying'. *New Humanist*, 16 August.
Tarleton, Yvonne. 2013. 'Nobel winner's controversial views'. *Medical Independent*, 6 June.
Taylor, Paul. 2013. 'Rigging the Death Rate'. *London Review of Books*, Vol. 35 No. 7, 11 April.
Temel, Jennifer S., Joseph A. Greer, Alona Muzikansky *et al.* 2010. Early Palliative Care for Patients with Metastatic Non-Small-Cell Lung Cancer. *New England Journal of Medicine* 363 : 733-741.
Thring, Oliver. 2013. 'Diane, Debbie, my Tony... maybe the next one will win the right to die'. The *Sunday Times*, 19 May.
Tolstoy, Leo. 1886. *The Death of Ivan Ilyich & Other Stories.* Translated by Peter Carson. London: Wordsworth Classics 2004.
Tsiompsnou, Eleni, Caroline Lucas, Mike Stroud. 2013. 'Overfeeding and overhydration in elderly medical patients: lessons from the Liverpool Care Pathway'. *Clinical Medicine*, Vol. 13, No. 3 : 248-51.
Wade, Nicholas. 2010. 'A Decade Later, Genetic Map Yields few New Cures.'

O'Mahony, Seamus. 2013. 'The Big D'. (Essay-length review of *Mortality* by Christopher Hitchens). *Dublin Review of Books* Issue 41, 23 September.
— 2013.' Against Narrative Medicine'. *Perspectives in Biology & Medicine*, 56 (4) :611-619.
— 2014. 'W. Somerset Maugham (1874-1965) and St Thomas' Hospital: Medical School and the making of a writer'.*Journal of Medical Biography*, 22 : 53-57.
— 2014. 'Axel Munthe and *The Story of San Michele*: The Perils of being a "Fashionable" Doctor'. *Clinical Medicine*, 14 (3) :321-322.
— 2014. 'Percutaneous Endoscopic Gastrostomy (PEG): cui bono?' *FrontlineGastroenterology*, (published online October 16).
O'Neill, Onora. 2002. *A Question of Trust.* Cambridge: Cambridge University Press.
Orwell, George. 1946. 'How the Poor Die'. In: *Decline of the English Murder and Other Essays.* London: Penguin (1965).
Ó Súilleabháin, Seán. 1967. *Irish Wake Amusements*. Cork: Mercier Press. (Translated by the author from the original Irish *Caitheamh Aimsire ar Thórraimh*, 1961).
Parnia, Sam (with Josh Young) 2013. *The Lazarus Effect: The Science that is Rewriting the Boundaries Between Life and Death.* London: Rider.
Powell, J. Enoch. 1966. *Medicine and Politics.* London: Pitman Medical.
Pyszczynski, Tom. 2004. 'What Are We So Afraid Of?' A Terror Management Theory Perspective on the Politics of Fear. *Social Research*, 71 (4) :827-848.
Renault, Mary. 1975. *The Nature of Alexander.* London: Allen Lane.
Richards, Mike, Henry, Claire. 2013. 'Liverpool Care Pathway: response to media reporting.'www.endoflifecareforadults.nhs.uk.
Rieff, David. 2005. 'Illness as More than Metaphor.' The *New York Times Magazine* 4 December.
Rieff, David. 2008. *Swimming in a Sea of Death: A Son's Memoir.* London: Granta Books.
Rowe, Sam. 2015. 'A dip in the gene pool.' The *Daily Telegraph* 27 June.
Royal College of Physicians, British Society of Gastroenterology. 2010. *Oral feeding difficulties and dilemmas: a guide to practical care, particularly towards the end of life.* London: Royal College of Physicians.
— 2013. *Putting Patients First: Realising Francis' Vision.* London: Royal College of Physicians.
Saatchi, Maurice. 2014. 'Cancer patients are dying because of our Downton Abbey treatment system.' The *Guardian* 14 November.
Saunders, Cicely. 2006. *Selected Writings 1958-2002.* Cicely Saunders and David

参考文献

Adams, Tim. 2013. 'Sam Parnia – the man who could bring you back from the dead'. The *Observer* 6 April.
Appleyard, Bryan. 2007. *How to Live Forever or Die Trying.* London: Simon & Schuster.
Ariès, Philippe. 1981, *The Hour of our Death.* Translated by Helen Weaver. New York: Alfred A. Knopf.
Armstrong, Karen. 2009. *The Case for God: What Religion Really Means.* London: The Bodley Head.
Asher, Richard. 1972. *Talking Sense.* London: Pitman Medical.
Bakewell, Sarah. 2010. *How to Live: A Life of Montaigne in One Question and Twenty Attempts at an Answer.* London: Chatto & Windus.
Ballard, J.G. 2008. *Miracles of Life.* London: Fourth Estate.
Ballard, Mark. 2013.' Data fear caused Mid-Staffs panic.'
www.computerweekly.com/blogs/.../data-fear-caused-mid-staffs-pa.html.
Ballatt, J., Campling, P. 2011. *Intelligent kindness. Reforming the culture of healthcare.* London: RCPsych.
Barnes, Julian. 1989. *A History of the World in 10½ Chapters.* London: Jonathan Cape.
— 2008. *Nothing to be Frightened of.* London: Jonathan Cape.
Bauby, Jean-Dominique. 1997. *The Diving Bell and the Butterfly.* Translated by Jeremy Leggatt. London: Fourth Estate.
Becker, Ernest. 1973. *The Denial of Death.* London: Souvenir Press (2011 edition, foreword by Sam Keen). First published New York: Basic Books.
Beckford, Martin. 2008. 'Baroness Warnock: Dementia sufferers may have a "duty to die".' The *Daily Telegraph*, 18 September.
Bernhard, Thomas. 1998. *The Voice Imitator.* Translated by Kenneth J Northcott. Chicago: Chicago University Press.
Betjeman, John. 1958. *Collected Poems.* London: John Murray.

Bradley, Nick. 2010. Obituary: Kieran Sweeney. *British Medical Journal* 340 : c733 (8 February).
Bunker, J.P. 1997. 'Ivan Illich and the pursuit of health.' *Journal of Health Service Research and Policy* 2 : 56-59.
— 2003. 'Ivan Illich and medical nemesis.' *Journal of Epidemiology & Community Health*, 57 : 927.
Callahan, Daniel. 2000.*The Troubled Dream of Life: In Search of a Peaceful Death. cstyle:>Washington, D.C.: Georgetown University Press.*
Campbell, Denis. 2013. 'Mid-Staffs hospital scandal: the essential guide.' TheGuardian 6 February.
Camus, Albert 1975.*The Myth of Sisyphus.* (First published as *Le Mythe de Sisyphe* 1942). Translated by Justin O'Brien. London: Penguin Books.
Carrier, Dan. 2015. 'Man who killed himself at Dignitas explains decision in film.' The *Guardian* 26 May.
Charon, Rita. 2001. 'Narrative Medicine: A Model for Empathy, Reflection, Profession and Trust.' *Journal of the American Medical Association*, 286(15) : 1897-1902.
Chochinov, Harvey Max, Thomas Hassard, Susan McClement, Thomas Hack, Linda J. Kristjanson, Mike Harlos, Shane Sinclair, Alison Murray. 2008. 'The Patient Dignity Inventory: A Novel Way of Measuring Dignity-Related Distress in Palliative Care.' *Journal of Pain and Symptom Management*, 36(6) : 559-571.
Cohen, Lewis. 2014. 'How Sigmund Freud Wanted to Die.' The *Atlantic*, *23* September.
Cooper, Matt. 2015. 'I was twice asked the most difficult question an only child can face.' The *Irish Daily Mail* 14 January.
Crick, Bernard. 1980. *George Orwell: A Life.* London: Secker & Warburg.
Critchley, Simon. 2008. *The Book of Dead Philosophers.* London: Granta Books.
de Botton, Alain. 2012. *Religion for Atheists.* London: Penguin Books.
de Hennezel, Marie. 2012. *Seize the Day: How the Dying Teach us to Live.* London: Macmillan.
Department of Health. 2010. *Robert Francis Inquiry into Mid-Staffordshire NHS Foundation Trust.* London: Department of Health.
www.dh.gov.uk/en/Publicationsandstatistics/Publications/Publications
— 2013. *More Care, Less Pathway. A Review of the Liverpool Care Pathway.* London:
Department of Health. www. Gov.uk/government/publications/review-of-the-liverpool-care-pathway-for-dying-patients.

Doherty, Mike. 2012. 'Author Martin Amis on leaving England and finding America.'www.macleans.ca 6 September.

Dominiczak, Peter. 2013. 'Mid-Staffs: Police investigating up to 300 deaths.' The *Daily Telegraph*, 10 June.

Dwyer, Ciara. 2012. 'The life and death of Josephine Hart.' The *Irish Independent* 30 November.

Dyer, Clare. 2014. Doctors should consult patients before imposing non-resuscitation notices unless it would cause harm, Court of Appeal rules. *BritishMedical Journal* 348 : g4094 (17 June).

Ellershaw J.E. and Wilkinson S. (eds) 2003. *Care of the Dying: a Pathway to Excellence.* Oxford: Oxford University Press.

Elsharkawy, Ahmed Mohamed and Mark Hudson. 2012.'The future developments in hepatology: no need for a jaundiced view.' *Frontline Gastroenterology*, 3 (Supp 1) : i47-i52.

Emanuel, Ezekiel J.. 2014. 'Why I Hope to Die at 75.' The *Atlantic* 17 September.

Evans, Jules. 2012. *Philosophy for Life.* London: Random House.

Fisher, Lawrence. 1999. 'The Race to Cash In On the Genetic Code.'The *New York Times* 29 August.

Fleming, Marie (with Sue Leonard). 2014. *An Act of Love.* Dublin: Hachette Books Ireland.

Foley, Michael. 2010. *The Age of Absurdity: Why Modern Life Makes It Hard to Be Happy.* London: Simon & Schuster.

Freud, Sigmund. 1915.'Our attitude towards death.' In: *Collected papers.*London: Hogarth Press.

Fries, James F. 2005. 'The Compression of Morbidity.'*Milbank Q* 83 (4) : 801-823.

Fritz, Zoë, Nick Cork, Alex Dodd, Alexandra Malyon. 2014. 'DNACPR decisions: challenging and changing practice in the wake of the Tracey judgment.' *Clinical Medicine* 14 (6) : 571-6.

Gawande, Atul. 2010. 'Letting Go: What should medicine do when it can't save your life?' The *New Yorker* 2 August.—2014. *Being Mortal: Illness, Medicine, and What Matters in the End.* London: Profile Books.

Getz, L., Kirkengen, A.L., Hetlevik, I., Romundstad, S., Sigurdsson, J.A. 2004. 'Ethical dilemmas arising from implementation of the European guidelines on cardiovascular disease prevention in clinical practice.' *Scand J Prim Health Care* 22 : 202-208.

Gins, Madeline: Obituary. 2014. The *Daily Telegraph* 18 March.

Gorer, Geoffrey. 1955. 'The Pornography of Death.' *Encounter*, October: 49-52.—1965. *Death, Grief and Mourning in Contemporary Britain.* London: Cresset

Press.
Gould, Stephen Jay. 1985. 'The Median Isn't the Message.' *Discover* 6 (June) : 46-49.
Gray, John. 2002. *Straw Dogs: Thoughts on Humans and Other Animals.* London: Granta Books.
— 2011. *The Immortalization Commission: The Strange Quest to Cheat Death.* London: Allen Lane.
Grice, Elizabeth. 2013. 'I was a desperate lover trying to save his love'. The *Daily Telegraph* 28 April.
Hall, Stephen S. 2010. 'Revolution Postponed.' *Scientific American* October, 60-67.
Hamilton, Hugo. 2014. *Every Single Minute.* London: Fourth Estate.
Hartocollis, Anemona. 2009. 'At the End, Offering Not a Cure but Comfort.' The *New York Times* 19 August.
Hastings, Selina. 2009. *The Secret Lives of Somerset Maugham.* London: John Murray.
Heath, Iona. 2003. 'Ethical dilemmas in general practice: matters of life and death.' *Primary Care*, 3 : 942-947.
Hinton, John. 1967. *Dying.* London: Penguin Books.
Hitchens, Christopher. 2007. *God Is Not Great: The Case Against Religion.* London: Atlantic Books.
— 2010. *Hitch-22.* London: Atlantic Books.
— 2010. 'The New Commandments.' *Vanity Fair* April.
— 2011. *The Quotable Hitchens: from Alcohol to Zionism.* Windsor Mann (ed). Cambridge MA: Da Capo Press.
— 2012. *Mortality.* London: Atlantic Books.
Hoggart, Amy. 2014. 'Simon Hoggart, my dad, was working, socialising and laughingto the end.' The *Guardian* 10 January.
Hook, Sidney. 1987. 'In Defense of Voluntary Euthanasia'. The *New York Times*, 1 March.
Hospice Friendly Hospitals 2010. Quality Standards for End-of-Life Care in Hospitals. Dublin: The Irish Hospice Foundation.
Housman, A.E. 1903. Introduction to *Astronomicum* of Manilius, Lib 1. Cambridge: Cambridge University Press.
Illich, Ivan. 1976. *Limits to Medicine: Medical Nemesis: The Expropriation of Health.* London: Penguin Books.
— 1994. 'Brave New Biocracy: Health Care from Womb to Tomb'. *New Perspectives Quarterly*, Winter, Vol 11, Issue 1.

— 1995. 'Death undefeated'. *British Medical Journal*, 1995 ; 311 : 1652-1653.
— 2002. Obituary. The *Times*, 5 December.
Iredale, John. 2008. 'End-stage chronic liver disease: time to define a good death'. *Hepatology*, 47 : 1799-1800.
Irish Cancer Society, The. 2013. *Towards a future without cancer.* Dublin: The Irish Cancer Society.
Jalland, Pat. 2010. *Death in War and Peace: A History of Loss and Grief in England, 1914-1970.* Oxford: Oxford University Press.
Jangfeldt, Bengt. 2008. *Axel Munthe: The Road to San Michele.* Translated by Harry Watson. London: I.B. Tauris & Co.
Johnson, George. 2013. *The Cancer Chronicles: Unlocking Medicine's Deepest Mystery.* London: The Bodley Head.
Jones, Steve. 2009. 'One gene will not reveal all life's secrets'. The *Daily Telegraph*, 20 April.
Jones, Toby. 2012. 'Hitchens' last days'. Interview with Carol Blue. Australian Broadcasting Corporation. Broadcast 25/11/12.
www.abc.net.au/lateline/content/2012/s3619164.htm
Kass, Leon R. 1997. 'The End of Courtship.' *Public Interest* (Winter).
— 2001. 'L'Chaim and Its Limits: Why Not Immortality?' *First Things*, May.
Kearney, Michael K, Radhule B Weininger, Mary L.S. Vachon, Richard L. Harrison, Balfour M. Mount.'Self-care of Physicians Caring for Patients at the End of Life'. 2009. *Journal of the American Medical Association*, 301 (11) : 1155-64.
Knowlson, James. 1996. *Damned to Fame: The Life of Samuel Beckett* London: Bloomsbury.
Kübler-Ross, Elisabeth. 1969. *On Death and Dying.* London: Routledge.
Kurzweil, Ray. 2005. *The Singularity Is Near: When Humans Transcend Biology.* New York: Viking.
Kurzweil, Ray and Terry Grossman. 2009. *Transcend: Nine Steps to Living Well Forever.* New York: Rodale Books.
Lancet Oncology (editorial). 2015. Undermining the Hippocratic Oath: the Medical Innovation Bill. *Lancet Oncology* 16 : 1.
Larkin, Philip. 1988. *Collected Poems.* Anthony Thwaite (ed). London: Faber & Faber.
Levin, L. 2003. 'Ivan Illich: he lived his own testimony'. *Journal of Epidemiology & Community Health* 57 : 935.
Lewis, Jeremy. 1998. *Cyril Connolly: A Life.* London: Pimlico.
Lucas, Viv. 2012. '*The Death of Ivan Ilyich* and the concept of "total pain".' *Clinical Medicine*, Vol 12. No. 6 : 601-602.

MacClancy, Jeremy. 2004. 'Gorer, Geoffrey (1905-1985)'. *Oxford Dictionary of National Biography.* Oxford: Oxford University Press.

Mann, Charles C. 2005. 'The Coming Death Shortage: Why the longevity boom will make us sorry to be alive'. The *Atlantic*, 1 May, 2005.

Marsh, Henry. 2014. *Do No Harm: Stories of Life, Death and Brain Surgery.* London: Weidenfeld & Ncolson.

Maugham, W. Somerset. 1938. *The Summing Up*. London: William Heinemann.

McGahern, John. 2005. *Memoir.* London: Faber & Faber.

McPherson, Tess. 2012. 'Personal View: My mum wanted assisted dying but we watched her die slowly and in pain'. *British Medical Journal*, 344 : e4007.

Meek, James. 2010. 'Some Wild Creature'. *London Review of Books* Vol. 32 No. 14, 22 July.

Miller, Franklin G. 'Two Philosophical Deaths: Hume and Hitchens'. 2013. *Perspectives in Biology and Medicine*, 56 (2) : 251-58.

Mohammed, M.A., R. Lilford, G. Rudge, R. Holder, A. Stevens. 'The findings of the Mid-Staffordshire Inquiry do not uphold the use of hospital standardized mortality ratios as a screening test for "bad" hospitals'. *Quarterly Journal of Medicine*, 106 : 849-854.

Molloy, William. 2005. *Let Me Decide.* Toronto: Penguin Books.

Moynihan, Ray, Richard Smith. 2002. 'Too much medicine?' *British Medical Journal*, 324 : 859-860.

Munthe, Axel. 1929. *The Story of San Michele.* London: John Murray.

Murray, Ken. 2011. 'How Doctors Die.' www.zocalopublicsquare.org 30 November.

National Care of the Dying Audit – Hospitals (NCDAH). Generic report 2006-2007. www.mcpil.org.uk.

National Care of the Dying Audit –Hospitals (NCDAH). Round 2, generic report 2008-2009. www.mcpil.org.uk.

National end of life care intelligence network. 2010. Death in Older Adults in England. October. www.endoflifecare-intelligence.org.uk.

Nisbet, Robert. 1980. 'Death in the West'. (Review of *The Hour of our Death* by Philippe Ariès). The *New York Times*, 22 February.

Nuland, Sherwin B. 1994. *How We Die.* New York: Alfred A. Knopf.

O'Donnell, Michael. 2010. 'Personal View: An unfortunate way to die'. *British Medical Journal*, 341 : c5859. (20 October).

O' Faolain, Nuala. 2008. Nuala O' Faolain interview: 'I don't want more time. As soon as I heard I was going to die, the goodness went from life.' The *Irish Independent*, 13 April.

訳者紹介

小林政子（こばやし・まさこ）

1972年、明治学院大学英文学科を中退し外務省入省。

リスボン大学にて語学研修。主に本省では中近東アフリカ局、国連局原子力課など。在外ではブラジル、カナダに勤務。1998年外務省を退職し翻訳を志す。

ユニ・カレッジにて日暮雅道氏、澤田博氏に師事。

主な訳書『神の火を制御せよ――原爆をつくった人びと』（パール・バック著、径書房、2007年）、弊社刊で『私の見た日本人』（パール・バック著、2013年）、スティーブン・バウンの著作『壊血病――医学の謎に挑んだ男たち』（2014年）、『最後のヴァイキング』（2017年）など。

現代《げんだい》の死《し》に方《かた》――医療《いりょう》の最前線《さいぜんせん》から

2018年10月25日　初版第1刷発行

著　者　シェイマス・オウマハニー
訳　者　小林政子
装　幀　真志田桐子
発行者　佐藤今朝夫
発行所　株式会社 国書刊行会
〒174-0056 東京都板橋区志村1-13-15
TEL 03（5970）7421　FAX 03（5970）7427
http://www.kokusho.co.jp

印刷・製本　三松堂株式会社

ISBN 978-4-336-06285-7